T0220109

50 Jahre Orthopädisch-Traumatologische Chirurgie

Rainer-Peter Meyer · Bruno Brantschen

50 Jahre Orthopädisch-Traumatologische Chirurgie

Ein schelmischer Blick in den Rückspiegel

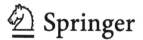

Rainer-Peter Meyer
Medizinisches Zentrum
für Schulter- und Ellbogenchirurgie
Schulthess Klinik
Zürich, Schweiz

Bruno Brantschen
Praxis für Allgemeinmedizin
Flums, Schweiz

ISBN 978-3-662-57734-9   ISBN 978-3-662-57735-6 (eBook)
https://doi.org/10.1007/978-3-662-57735-6

Die Deutsche Nationalbibliothek verzeichnet diese Publikation in der Deutschen Nationalbibliografie; detaillierte bibliografische Daten sind im Internet über http://dnb.d-nb.de abrufbar.

Sämtliche Graphiken wurden von Herrn Dr. med. Bruno Brantschen angefertigt. Dieser räumt dem Verlag eine nicht-exklusive Lizenz zur Nutzung dieser Abbildungen in allen Ausgaben, Auflagen und Versionen des Werkes und im Zusammenhang mit dem Werk ein. Der Verlag kann das Recht zur Benutzung auch einzelner Abbildungen im üblichen Rahmen weitergeben.

Fotonachweis Umschlag: © Dr. med. Bruno Brantschen, Flums, Schweiz
Umschlaggestaltung: deblik Berlin

Gedruckt auf säurefreiem und chlorfrei gebleichtem Papier

Springer ist ein Imprint der eingetragenen Gesellschaft Springer-Verlag GmbH, DE und ist ein Teil von Springer Nature. Die Anschrift der Gesellschaft ist: Heidelberger Platz 3, 14197 Berlin, Germany

Für alle Ärzte, die uns auf unserer beruflichen Zeitreise begleitet haben.

Erklärende Worte

In 120 kurzen Kolumnen einige Gedanken und Eindrücke aus der Orthopädie/ Traumatologie der vergangenen 50 Jahre einzubringen, führt unweigerlich zu einer gewissen Zwiespältigkeit.

- Handelt es sich hier nun um das Aufzeigen von Missständen in unserem Beruf, um banale teils autobiographische Notizen, um teils humorvolle, teils eher abschreckende Beispiele aus unserer Zunft? Ist es gar eine Anklageschrift? Nichts von alledem, oder doch von allem ein klein wenig.
- Mit dem Text versuchen wir, ein „Spotlight" zu setzen, mit der jedem Beitrag angefügten Zeichnung versuchen wir, das Thema in humorvoller Weise zu relativieren.
- In vielen dieser Kolumnen zeigt sich auch die hohe Anerkennung, die wir den vielen uns im Beruf begleitenden Persönlichkeiten entgegenbringen. Es sind grossartige Begegnungen mit Lehrern, die unser Berufsleben entscheidend beeinflusst haben.
- Unweigerlich befassen sich jedoch einige Beiträge auch mit den allseits bekannten Problemstellungen, die die heutige Medizin erfasst haben. In Vielem ist die Medizin zu einem Geschäft geworden. Viele in den letzten Jahren aufgebaute Reglementierungen, allen voran die Arbeitszeitbeschränkung, rücken unseren so aussergewöhnlichen Beruf zunehmend in Richtung gewöhnlicher banaler Berufsausübung – eine erschreckende Vorstellung. Das wäre dann die Staatsmedizin.
- Wir wollen nicht gleich von Berufung sprechen, die ja ohnehin bei strenger Fassung eine Rarität ist. Doch eine etwas anspruchsvollere Haltung in ethischen Belangen stünde uns gut an. Die Medizin ist nicht bloss ein „Geschäft".

- Einen grossen Stellenwert erhalten in unseren Beiträgen die „Leuchttürme". Es sind dies alles persönliche Begegnungen mit herausragenden Orthopäden unserer Zeit. Wo kann man schon in einer Biographie nachlesen, dass Albert Trillat den Deutschen Schäferhund hasste, weil dieser ihm in der Résistance zugesetzt hatte. Wie typisch ist doch die Reaktion von Heinz Wagner auf den Abschuss eines südkoreanischen Verkehrsflugzeuges durch russische Jäger. Und Sauerbruchs Aussagen betreffend Beruf und Familie darf man getrost etwas relativieren. Unter dem Strich jedoch bedenke man das Motto von Laure Wyss: „Leben sind Begegnungen!" – Nicht umsonst haben wir hier mehr als ein Dutzend orthopädische „Leuchttürme" vorgestellt.

- Ausbildung – Ausbildung – Ausbildung nennt sich ein Beitrag in bewusster Mehrfachnennung des Themas. Für die Ausbildung der uns überantworteten Ärzte kann nie genug geleistet werden. Wir haben einen persönlichen Kontakt zu diesen Medizinern aufzubauen. Wir müssen ihre Qualitäten oder eben ihre fehlenden Qualitäten erkennen, mit ihnen auch ihre berufliche Zukunft skizzieren. Die Ausbildung beginnt in der Sprechstunde, zeigt den Wert wissenschaftlichen Arbeitens auf und erstreckt sich über die operative Assistenz bis zur Entlassung in die Selbstständigkeit. Das schönste Resultat einer konsequenten Ausbildung stellt sich dann ein, wenn der Assistent seinen Lehrer „überflügelt".

- Das Nutzen von guten, über Jahre aufgebauten Klinikarchiven ist alles andere als eine Selbstverständlichkeit und wird viel zu wenig angewendet. Dabei kann in kürzester Zeit eine ganz konklusive Arbeit über ein konkretes Thema problemlos und mit grossem Nutzen für den Autor wie für die Lesenden erbracht werden.

- Die Abneigung gegenüber Buchpublikationen auch von kompetenter Seite ist ein „Fehlschuss". Sicher ist der digitale Strang der schnellere. Es fragt sich bloss, was denn von zügigem „Runter-Scrollen" memotechnisch beim Benutzer auch hängenbleibt. Grossartige Bücher wurden von grossartigen Orthopäden verfasst und sind bis heute von nachhaltiger Bedeutung, nicht bloss im historischen Sinn. Es wäre ja interessant zu prüfen, wie sich das von M. E. Müller 1957 publizierte Werk *„Die hüftnahen Femurosteotomien"* heute präsentieren würde, wäre es damals rein digital veröffentlicht worden. Vermutlich würde es nicht einmal mehr gelingen, die kompatiblen Abspielgeräte zu finden.

- Wir sind uns völlig im Klaren, dass das Aufzeigen von Missständen, das Darstellen von Verbesserungsvorschlägen, das Einbringen von fundamentalen Änderungen im Privatdozentensystem ein „Schuss in den Ofen" ist. Gleichwohl macht es Spass, an diesen Dogmen ein wenig zu rütteln, vielleicht den einen oder anderen hellen Kopf der uns folgenden nächsten Orthopädengeneration zu sensibilisieren – wer weiss? Die Hoffnung stirbt zuletzt.

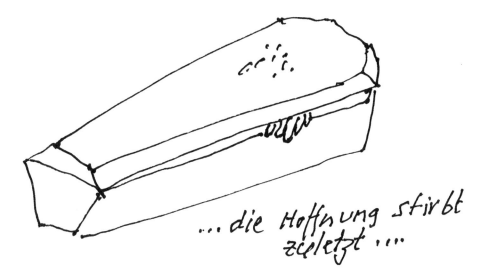

Rainer-Peter Meyer
Bruno Brantschen

Dank

Niemand kann ein Buch, ob dick oder schmal, wissenschaftlich orientiert oder auch weniger, alleine schreiben. Die Sekretärin, die das Diktat schreibt, der Leiter der Bilddokumentation, der Text und Zeichnungen druck- und verlagsgerecht platziert, auch das Titelblatt konzipiert, sind unersetzbar. Viele Personen finden sich zusammen, ohne die ein Buch gar nicht entstehen könnte. Und es sind alles Persönlichkeiten, die ihren Beitrag mit Enthusiasmus leisten. Wer nicht Spass an der Sache hat, tritt bei einer Buchpublikation schon gar nicht an.

Ein besonderer Dank geht an Frau Priti Inderbitzin, die alle Texte geschrieben und diese in ihrer Aufteilung fürs Buch angelegt hat.

Einmal mehr gilt unser Dank Andreas Lütscher, dem Leiter der Bilddokumentation an der Schulthess Klinik. Er hat die Komposition von Text und Zeichnung bei den einzelnen Beiträgen perfekt auf die Reihe gebracht.

Ein grosses Dankeschön auch ans Springer-Team, das uns immer so grossartig begleitet. Bei diesen idealen Voraussetzungen wagen wir ja gar nicht mehr, unsere Buchpublikationen zu beenden! Wir danken Dr. Fritz Kraemer, Frau Antje Lenzen, Frau Barbara Knüchel und Frau Michaela Mallwitz.

Einen besonderen Dank möchten wir Frau Antje Lenzen dafür aussprechen, dass sie einen doch eher aus der Reihe tanzenden Buchtitel von Beginn weg spontan akzeptiert und begleitet hat. Dies ist alles andere als selbstverständlich.

Rainer-Peter Meyer
Bruno Brantschen

Zu den Autoren

Für den Text verantwortlich

Rainer-Peter Meyer, Facharzt für Orthopädie/Traumatologie mit Stationen in Bern, Freiburg i. Ü., Lyon, Marseille, Dijon, Nürnberg, Langenthal, Baden, Zürich.

Für die Zeichnungen verantwortlich

Bruno Brantschen, Facharzt für Allgemeine Medizin mit Stationen in Zürich und Walenstadt, SG, sportärztliche Tätigkeit in vielen militärischen Gebirgskursen. 31 Jahre Hausarzt in Flums, SG.

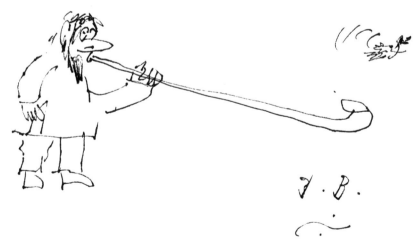

Inhaltsverzeichnis

Beruf – Berufung

Inhaltsverzeichnis

© Springer-Verlag GmbH Deutschland, ein Teil von Springer Nature 2019
R.-P. Meyer, B. Brantschen, *50 Jahre Orthopädisch-Traumatologische Chirurgie*,
https://doi.org/10.1007/978-3-662-57735-6_1

Beruf – Berufung

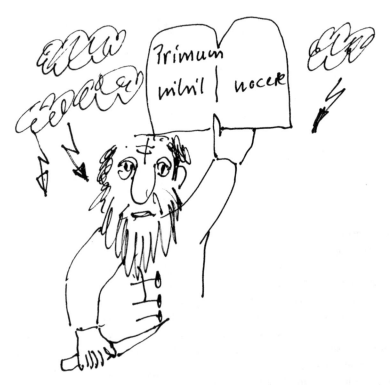

Der Begriff Berufung ist in der Medizin selten geworden. Er ist nicht mehr zeitgemäss, hat etwas Frömmelndes an sich, was ohnehin nicht in unsere Zeit passt.

- Beim Bergführer heisst das Motto: „Der Berg ruft!". Beim Piloten nennt es sich: „... und über uns der Himmel!".
- Beim Mediziner fällt es nicht leicht, ein prägnantes Motto zu finden. Es gibt den rein fachlich Berufenen, es gibt den fachlich und menschlich Berufenen und es gibt den vor allem menschlich berufenen Arzt.
- Alle drei Medizinertypen haben ihre Berechtigung, wenn auch in unterschiedlichem Umfeld. Eine Universitätsklinik zieht andere Mediziner an als ein Krankenhaus im gebirgigen Ilanz oder gar in Afrika.
- Die ganz idealistisch arbeitenden, sich nicht an materiellen Aspekten orientierenden Mediziner waren und sind immer selten. Das wird so bleiben, geben doch unsere Gesellschaftsstrukturen dies so vor.

C'est quoi – la médecine?
Was ist eigentlich Medizin?

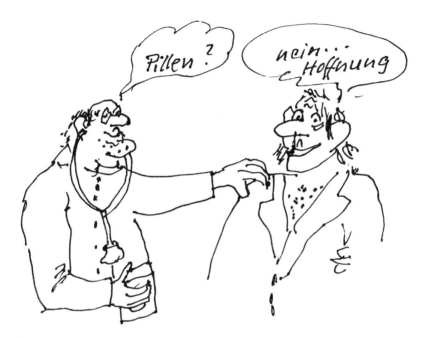

Ein französischer Professor prüfte beim Staatsexamen einen seiner besten Schüler. Es entwickelte sich dabei das folgende Gespräch:

- „Da Sie, Herr Kandidat, so exzellent gearbeitet haben, verzichte ich auf fachliche Fragen und möchte eine Antwort von Ihnen zu einem fundamentalen Thema."
- Der Examinator: „C'est quoi – la médecine?" – Was ist eigentlich Medizin?
- Der Prüfling: Wie aus der Kanone geschossen – „c'est guérir." Das bedeutet heilen.
- Der Examinator: „Es gibt unendlich viele Krankheiten, von deren Heilung wir noch weit entfernt sind. Was ist also Medizin?"
- Der Kandidat: „La médecine c'est soulager." – Die Medizin bedeutet, Erleichterung bringen.
- Der Examinator: „Sie liegen schon besser mit dieser Antwort. Sie ist jedoch ungenügend, da diese vor allem die physischen Erkrankungen betrifft."
- Ich gebe Ihnen die Antwort mit auf den beruflichen Lebensweg: „La médecine, c'est donner de l'espoir."
- Medizin bedeutet, dem Patienten Hoffnung geben.

Überlastet? Nein – unfähig!

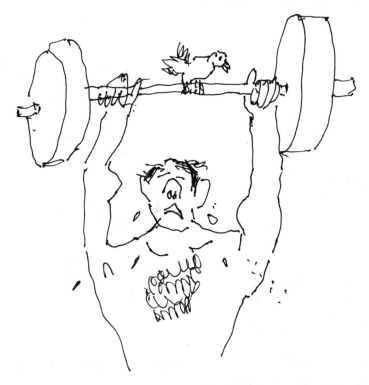

Heute werden ja Schreckensszenarien an die Wand gemalt von überlasteten Ärzten, die ohne genügend Schlaf und Freizeit sich zitternd/wankend in den Operationssaal begeben und dort ihre Patienten – sich von einem in den anderen chirurgischen Fauxpas stürzend – aufs höchste gefährden. So tönt es aus dem „Blätterwald".

Dazu passend eine Anekdote von Prof. B.G. Weber, Chefarzt orthopädisch-traumatologische Klinik, Kantonsspital St. Gallen, aus den 70er-Jahren:

- Die damals 6 Oberärzte von Hardy Weber hatten ein gerüttelt Mass an Notfalldiensten mit zeitlichen und operativen Belastungen zu bewältigen. Familiäre, persönliche, auch konditionelle Probleme standen im Raum.
- Sie sprachen bei ihrem Chef mit dieser Problemstellung vor. Prof. Weber, selbst ein Workaholic, erklärte trocken: „Es gibt keine überlasteten, es gibt nur unfähige Ärzte!"
- Auch wenn die 6 Oberärzte wie nasse Pudel unverrichteter Dinge davonzogen, sind diese alle bis heute stolz, in B.G. Webers Team gearbeitet zu haben. Sie alle wurden in der Folge selber Chefärzte, zum Teil an renommierten Kliniken. Sie waren also bestimmt nicht *unfähig*.

„Wer einmal Blitz sein will, muss lange Wolke sein"

F. Nietzsche

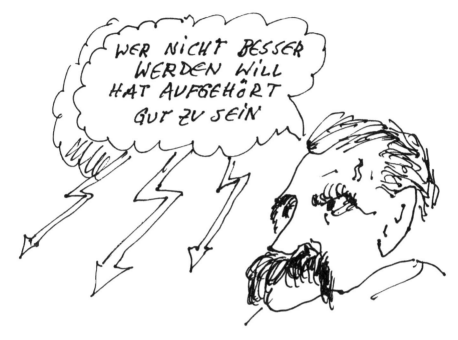

- Eine chirurgisch-traumatologische Ausbildung dauert lange, muss intensiv ablaufen und kann nicht im Schnellverfahren absolviert werden. Das ist eine Binsenwahrheit.
- 15 Jahre fordernde chirurgische Tätigkeit in der Aus- und Fortbildung ist notwendig, um dann mit etwa 40 Jahren auf ansprechendem Niveau angekommen zu sein.
- 20 Jahre verbleiben, um das Fachwissen und -können adäquat einzubringen.
- Nach 60 wird's für den Chirurgen knapper. Die neuesten Techniken sind schwieriger zu erlernen. Die Nachtdienste mit Notfalleingriffen zehren zunehmend an der Substanz.

Fazit:
Es braucht ein enormes Fachwissen, grosses operatives Können, langjährige Erfahrung, um einiges Weniges wirklich gut zu machen. Vergleiche Titel.

"If you can't stand the heat, get out of the kitchen"

Harry S. Truman

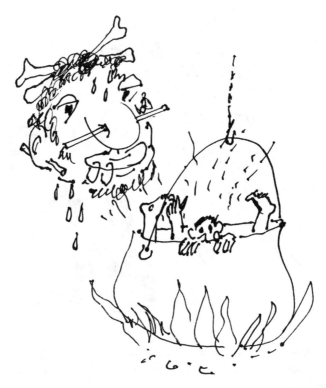

Eine orthopädisch-traumatologische Aktivität über Jahrzehnte auszuüben, ist ein anstrengendes Ding.

- Wer sich dieser Aufgabe widmen will, muss sich die Sache schon früh genau überlegen:
- Bin ich physisch in der Lage, eine solche Leistung in einem straffen Dienstplan möglicherweise über Jahrzehnte zu bewältigen?
- Kann ich mein berufliches Pensum mit meinen privaten Vorstellungen auf die Reihe bringen?
- Kann ich mehrere Klinikwechsel wohl auch mit entsprechenden Wohnorts-/ Landeswechseln – unter Umständen bereits mit Familie – verkraften?
- Und wo liegt das anvisierte Endziel?
- Auch dieses Endziel wird über Jahre der Aus- und Fortbildung variieren. Enttäuschungen sind unvermeidlich, Durchhaltevermögen ist gefragt.

Darum:
„If you can't stand the heat, get out of the kitchen."

Il faut avoir l'esprit dur et le coeur doux

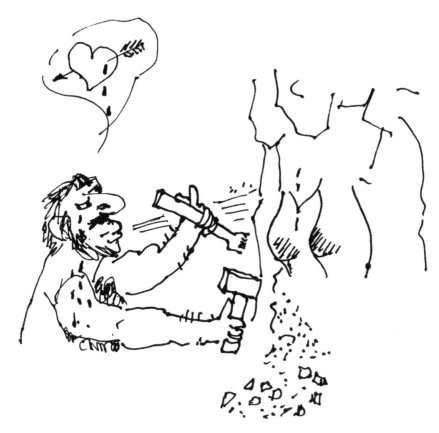

Frei übersetzt: „Es braucht im Leben einen starken Willen, aber auch ein mildes Herz". Das gilt nicht bloss für die berufliche Tätigkeit.

- In der Orthopädie/Knochentraumatologie arbeiten wir mit einer der härtesten Substanzen am menschlichen Körper – dem Knochen.
- Es braucht eine gewisse Härte, um diese Knochen zu reparieren, zu osteosynthetisieren, zu osteotomieren, zu resezieren.
- Ohne ein „coeur doux", ein mildes Herz, arbeiten wir uns jedoch vergeblich ab am Knochen, dieser harten Materie. Wenn wir nicht mit Empathie zu unseren Patienten die richtige Indikation für einen Eingriff stellen, ist unsere Aktivität frustran.

Obsession und Beruf

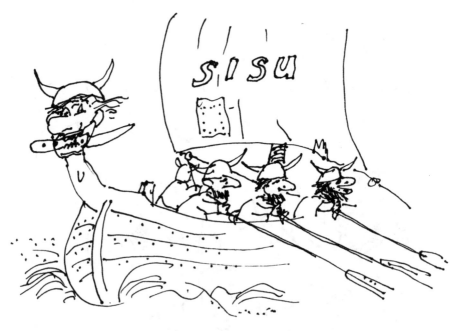

„Obsession ist ein Motor, kein Motorschaden." *(R. Dobelli)*

Obsession heisst ja wörtlich genommen Zwangshandlung, ein Begriff, der eher negativ aufgeladen ist. Gut hat Herr Dobelli dem Wort Obsession eine positive Etikette verpasst.

- Es braucht eine Portion Obsession, um in unserem Beruf zu bestehen. Wird Obsession jedoch zur Verbissenheit, schränkt sie unseren Freiraum, unsere Handlungsfähigkeit ein.
- Alle Grössen unseres Faches besitzen eine Portion Obsession, sonst hätten sie ihren Status nie erreicht.
- Bei den Angelsachsen nennt sich Obsession Punch, bei den Franzosen Panache, bei den Finnen Sisu.

Arbeitszeitbeschränkung in der Chirurgie

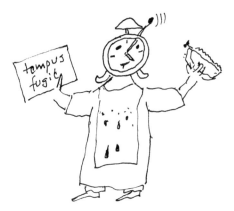

Kaum ein Tag, ohne dass das Thema „übermüdete Ärzte gefährden Patienten"
an prominenter Stelle diskutiert wird – auch in renommierten Tageszeitungen.

Zitate:
„Sässe ich in diesem Zustand am Steuer, würde mir die Polizei den Führerausweis
entziehen!"
„Wenn ich vor Erschöpfung kaum noch meinen eigenen Namen buchstabieren
kann, lerne ich auch nichts mehr!"

- Da werden 60–80, ja gar 90 Stunden Arbeitszeit pro Woche kolportiert –
  unglaublich. Wo stammen auch diese Zahlen her?
- Als Leiter einer grossen orthopädisch-traumatologischen Klinik mit über
  4.600 Eingriffen jährlich kamen wir kaum je über 60 Stunden Einsatz pro
  Woche. Wir konnten die Arbeitslast bei einem überdurchschnittlich fähigen
  und engagierten Ärzteteam auf entsprechend viele Schultern verteilen.
- Seit der Einführung der Stempeluhr ist auch der Mediziner-Beruf zu einem
  Beruf wie alle anderen geworden. Kaum jemand hat diesen einschneidenden
  Schritt realisiert.
- Wer sich in der Medizin wirklich auf Topniveau engagieren will, muss die
  Latte höher legen, als die Stempeluhr dies anzeigt.
- Das chirurgische Handwerk lässt sich nicht erlernen, wenn das Zeitlimit die
  Operation an der eben eingetroffenen Fraktur verbietet.
- Der versierte Chirurg muss wohl täglich am Operationstisch stehen, damit er
  auf hohem Niveau funktioniert – und das wollen die ihm anvertrauten Pati-
  enten ja mit Recht auch.
- Bei der Zeitlimitierung in der Medizin muss – sicher für die chirurgischen
  Fächer – zurückbuchstabiert werden. Daran führt kein Weg vorbei, und wir
  werden unsere eigenen Namen mit Freude gleichwohl buchstabieren können.
  Es gibt ja auch noch die Freude am gelungenen chirurgischen Werk!

Der Orthopäde und sein Hobby

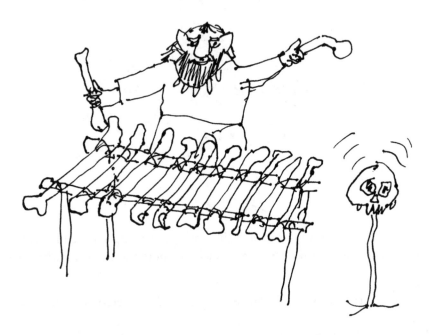

Es gibt Orthopäden, die haben ein solch starkes Hobby, dass sie in ihrer Ausbildung lange Zeit kaum wussten, ob sie der Orthopädie oder ihrem Hobby den Vorzug geben sollten. Einer unserer Oberärzte beispielsweise war ein exzellenter Pianist und hätte sowohl als Orthopäde wie als Pianist locker sein Geld verdienen können. Er wurde Orthopäde.

- Wir finden unter den Knochenchirurgen Sammler von Oldtimer-Fahrzeugen, darunter sogar Bugattis, mit eigener Reparaturwerkstatt. Wir finden Musiker, die sich zu einem Swiss Orthopaedic Quartett zusammengefunden haben. Es gibt jede Menge Piloten. Es gibt Autoren, die über „die Nummerierung des Ordonnanz-Fahrrades der Schweizerischen Armee 1905–1988" ein Buch publiziert haben.

- Ja – es gibt sie, die ihren Beruf hervorragend ausüben und gleichwohl in ihrem Hobby einen guten Ausgleich gefunden haben. All diesen Orthopäden ist eines eigen: Sie sind nicht Geld-orientiert.

Die innere Souveränität

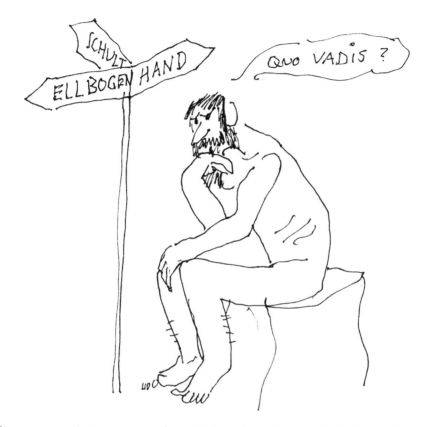

Einer unserer Assistenten war lange Zeit nicht sicher, welche Fachspezialität er für seine berufliche Zukunft wählen sollte. Er pendelte mehrmals zwischen Orthopädie, viszeraler Chirurgie und Gynäkologie hin und her und wurde dabei auch nicht jünger.

- Diesem Arzt fehlte eine gute Portion innerer Souveränität. Er fand in sich den Pol nicht, der ihm die bestimmende Richtung aufgezeigt hätte.
- Prof. Zollinger, ein namhafter Pathologe an der medizinischen Fakultät der Universität Zürich, erklärte einmal in seiner trockenen Art: „Bis zum 40. Altersjahr sollte man zum definitiven Ziel seiner beruflichen Laufbahn einbiegen, sonst wird's *spät und schwierig!*" Dem zaudernden Assistenten misslang das Einbiegen auf die Zielgerade.

„Life is a smile" – einige philosophische Gedanken

Inhaltsverzeichnis

© Springer-Verlag GmbH Deutschland, ein Teil von Springer Nature 2019
R.-P. Meyer, B. Brantschen, *50 Jahre Orthopädisch-Traumatologische Chirurgie*,
https://doi.org/10.1007/978-3-662-57735-6_2

Life is a smile

A. Brendel

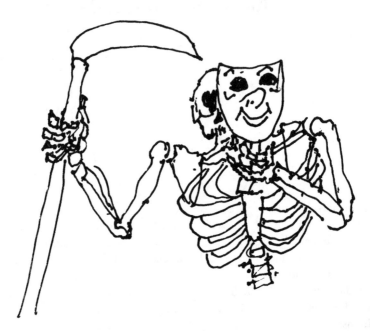

Wenn wir alle diese 120 Kolumnen mit so ganz unterschiedlichen Gedankenansätzen überblicken, schwankt unsere Gemütslage wohl oft von blankem Entsetzen über stilles Geniessen bis zu schallendem Gelächter.

- Ein chirurgisch tätiger Arzt kann ohne eine gehörige Portion Optimismus nicht funktionieren. Hohes Fachwissen, gesundes Selbstvertrauen, handwerkliches Können lassen ihn Ziele erreichen, die bei ständigem Hinterfragen und Zögern rasch unerreichbar würden.
- "Life is not fair, my boy – life is a mountain and not a beach – life is trouble, only death is not." Lassen wir diese zweifellos aufrichtigen Aphorismen links liegen und akzeptieren wir den grossen Musiker Alfred Brendel:
- „Life is a smile"

Bescheidenheit in der Chirurgie

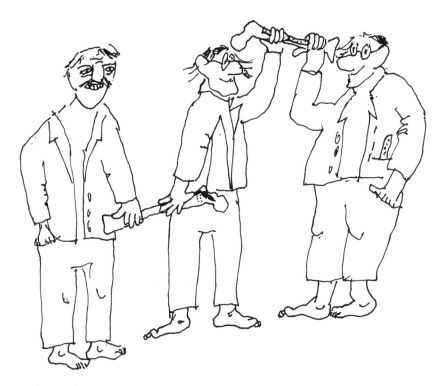

Ein Chirurg benötigt eine gehörige Portion Selbstbewusstsein, damit er in diesem Fach bestehen kann, damit er es wagt, in Menschen „hineinzuschneiden".

- Ein starkes Selbstbewusstsein schliesst Bescheidenheit per Definition fast aus. Und doch gibt es sie, die bescheidenen Chirurgen.
- Nicht überraschend ist es, dass die bescheidenen Chirurgen meist auch Spitzenkönner sind. Auch wenn es etwas speziell tönt, M. E. Müller war neben seinem internationalen Ruf, neben seinem Glamour, der um ihn gemacht wurde und den er auch gerne akzeptiert hat, im Innersten ein bescheidener Mensch. Man musste ihn bloss in einem seiner seltenen, ruhigen Augenblicken erleben.
- Auch Norbert Gschwend war ein bescheidener, offener, gut zugänglicher Chirurg, der sein Wissen mit Enthusiasmus grosszügig weitergab.
- Heiner Scheier war derart bescheiden, dass er oft kaum wahrgenommen wurde. Umso mehr Gewicht hatte dann jeweils sein Urteil in komplexen medizinischen Fragen.

Es sind die Besten unseres Faches, bei denen die Bescheidenheit manifest wird. Von diesen bescheidenen, fachlich hochqualifizierten Ärzten können wir nie genug haben.

Das 40. Altersjahr –
Wendepunkt in der beruflichen Laufbahn

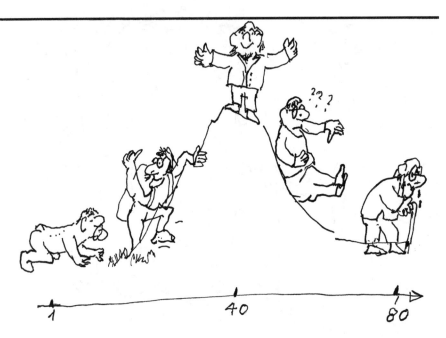

Mit 40 Jahren sollte ein sich zielstrebig auf seine Spezialität ausrichtender Arzt seinen Plafond erreicht haben. Das heisst, er kann sich für eine Führungsstelle bewerben.

- Nur zu oft glauben Ärzte in dieser Alterskategorie jedoch, sie könnten mit 40 noch lange vor sich hin werkeln. Das Berufsleben sei ja ewig. Dem ist nicht so.

- Wer mit 40 Jahren in eine von ihm gewünschte, gute Position einbiegt, hat ca. 20 Jahre intensiven Berufslebens vor sich. Mit 60 Jahren ist man froh, dem fachlichen Mainstream noch folgen zu können. Innovativ ist man in diesem Alter meist nicht mehr.

- Auch ist es für eine starke Persönlichkeit ungut, wenn diese nach dem 40. Altersjahr noch einen dominanten Chef über sich hat. Auf längere Sicht verwässert dies die eigenen beruflichen und individuellen Persönlichkeitsstrukturen.

- Man muss immer neugierig sein, offen für Neues. Da gibt es kein Alterslimit. Wenn Neugierde und Enthusiasmus fehlen, ist man auf dem Abstellgleis.

Frauen in der Chirurgie

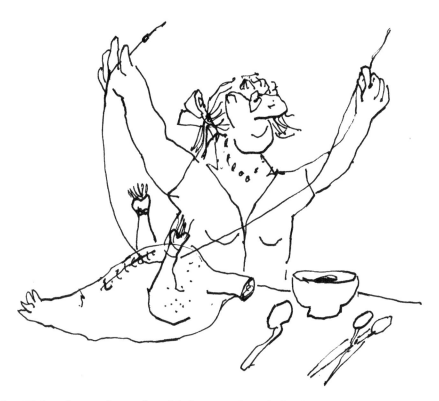

Die Welt tickt zunehmend weiblich. Das gilt auch für die Medizin. Beim Staatsexamen stehen heute 56 % Frauen 44 % Männern gegenüber.

- In der orthopädischen Chirurgie finden sich zunehmend Spezialgebiete, die für Ärztinnen ausgesprochen ideal und auch attraktiv sind. Arthroskopische Chirurgie, auch Hand- und Fusschirurgie lassen sich – von der Ausbildung einmal abgesehen – bestens mit einem ausgeglichenen Familienleben vereinbaren.
- Zunehmend werden sich auch chirurgisch orientierte Gemeinschaftspraxen mit geregeltem Spitalzugang bilden, in denen sich Ärztinnen sehr gut einbringen können.
- Der Knackpunkt wird durch die spezifische Ausbildung vorgegeben: Eine rasch einsetzende, gezielte Ausbildung im gewählten Spezialgebiet wäre hier sicher eine gute Vorgabe.

Früher war das Leben ein Dasein, heute ist es ein Geschäft

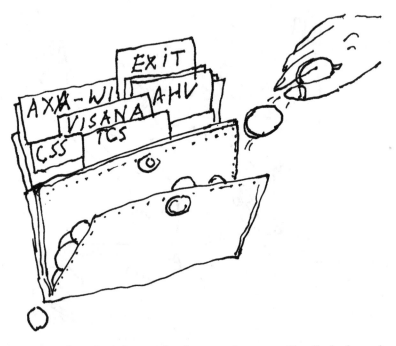

Diese Devise zieht sich nicht nur durch unsere heutigen Gesellschaftsstrukturen. Sie ist leider auch in der Medizin manifest.

- Dabei hat der Begriff „Geschäft" einen doppelbödigen Hintergrund. Wenn Hausärzte sich administrativ-geschäftlich konsequenter orientieren, ist das ein Muss. Sie können sonst gar nicht mehr überleben.
- Wenn falsch indizierte Operationen zur Vermehrung des ohnehin bereits gut dotierten chirurgischen Einkommens durchgeführt werden, ist das kein Muss.
- Irgendwo in der Mitte muss das Geschäft liegen. In der Medizin ist das Dasein die Natur. Diese wird als elementarster Heilungsfaktor nur allzu oft vergessen.

Medizin und Humor

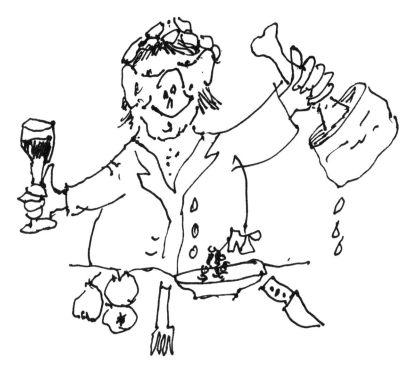

Heiner Scheier konnte verschmitzt lächeln, Norbert Gschwend konnte schallend lachen – auch über sich selbst. Paul Grammont war wohl einer der humorvollsten Orthopäden unter uns – und darüber hinaus immer optimistisch, auch in dunklen Momenten.

- Es gibt sie aber auch, die eher Verbissenen unseres Faches. Sie finden selten zum Lachen, schon gar nicht über sich selbst. Das ist kein negatives Qualitätszeichen. Sie wandeln einfach so durchs Leben, wie es ihnen gegeben wurde.
- Humor in der Medizin zeigt aber auch etwas ganz Essenzielles auf. Humor bedeutet auch eine gewisse gesunde Distanz zu dem im Letzten doch sachlichernsten Fach. Eine Distanz, die oft mithilft, die richtige Indikation in konservativer oder operativer Richtung zu finden.
- Das einfache Fazit aus dem Motto: „Medizin und Humor": Sich nicht allzu wichtig nehmen mit oder ohne Privatdozenten-, Professoren- oder Dr. hc. hc. hc-Titel.
- Ein Orthopäde, der sich zu ernst nimmt, wird versagen.

Ils Rondulins

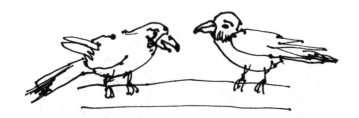

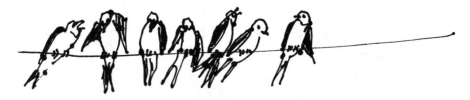

Schwalben – auf Rätoromanisch „Rondulins" – wurden sie genannt, die Enga-
diner, die im 18. und 19. Jahrhundert in alle Welt hinausflogen, um ihr Können,
ihre Arbeit andernorts einzubringen. Zufrieden und wohlhabend kehrten die
meisten dieser Rondulins an ihrem Lebensabend wieder zurück ins Engadin.

- Von 1978 bis 1982 waren viele von uns an der Schulthess Klinik in Zürich
  auch solche Rondulins. Die Klinik hatte einen derart formidablen Ruf, dass
  bereits weitgehend ausgebildete Orthopäden sich ihren letzten Schliff noch
  an dieser Klinik holen wollten, bevor sie selbst zu Chefärzten mutierten.
- Am Abendrapport um 17 Uhr waren wir alle anwesend, auch am Morgenrap-
  port um 07.30 Uhr waren wir da.
- In der Zwischenzeit zogen die „Schwalben" von Zürich nach Bern, nach Basel,
  nach Frauenfeld, nach Fribourg, ja sogar bis nach Lausanne.
- Keiner von uns hat diese Zeit bereut. Zuviel gab uns diese Klinik mit ihren
  beiden Chefärzten.

Unverzichtbare medizinische Literatur

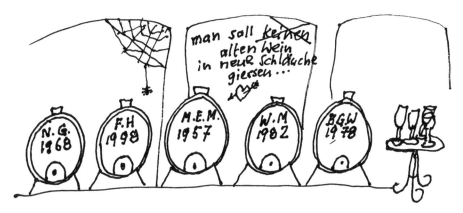

Auch wenn heute viel medizinisches Fachwissen bestens digital gespeichert und entsprechend rasch abrufbar ist, so gibt es doch verschiedene medizinische Fachbücher, die den üblichen Publikationsrahmen sprengen und die Zeit überdauert haben. Sie sind zu entscheidenden Meilensteinen in der orthopädischen Chirurgie geworden. Sie haben unserem Fach eine neue Richtung gewiesen, die sich in der Folge bis heute als bestimmend erwiesen hat.

In alphabetischer Reihenfolge der Autorennamen nennen wir die folgenden Titel, die wir für richtungsweisend halten:

- Norbert Gschwend *„Die operative Behandlung der chronischen Polyarthritis"*, Thieme-Verlag, 1968.
  Prof. Gschwend gelang es, mit dieser Publikation die zuvor ein erbärmliches Stiefmütterchen-Dasein fristende PCP einer modernen und effektiven Therapie zuzuführen. Als Side-Effekt dieser Buchpublikation richtete sich in der Folge das Augenmerk des Autors auch auf die Entwicklung von Kunstgelenken, ohne die eine effektive PCP-Behandlung gar nicht möglich wäre.
- Fritz Hefti *„Kinderorthopädie in der Praxis"*, Springer-Verlag 1998.
  Prof. Hefti hat mit diesem Buch ein Grundlagenwerk zur Kinderorthopädie geschrieben. Durch die Übersetzung ins Englische erhielt diese Publikation eine zusätzliche internationale Verbreitung mit überaus grosser Beachtung.
- Maurice E. Müller *„Die hüftnahen Femurosteotomien"*, Thieme-Verlag, 1957.
  Prof. M. E. Müller setzte mit diesem Buch neue Massstäbe in der orthopädischen Chirurgie. Den Fokus ganz auf das Hüftgelenk zentriert, gab er seine biomechanischen und operationstechnischen Ideen an die nachfolgenden Orthopädengenerationen weiter.

- Werner Müller „*Das Knie*", Springer-Verlag, 1982.
  So kurz und bündig der Titel, so überragend die Wirkung dieses Buches. Prof. W. Müller stiess mit seinen biomechanischen und operationstechnischen Überlegungen die bis heute aktuelle moderne Kniechirurgie an. Er basierte dabei in diesem Fachgebiet auf den Pionierleistungen von Prof. A. Trillat und seinem Team aus Lyon.
- B. G. Weber „*Die Frakturenbehandlung bei Kindern und Jugendlichen*", Springer-Verlag, 1978.
  Was Prof. Hefti mit seinem Kinderorthopädie-Buch gelang, gelingt mit dieser Publikation Prof. Weber auf dem Gebiet der Kindertraumatologie. Dieses Buch hat bis heute, abgesehen von einigen operationstechnischen Neuerungen, einen herausragenden Stellenwert.

An dieser Stelle könnten noch Dutzende weitere Fachbücher genannt werden, deren Aktualität bis heute fortbesteht.

Wir wiederholen an dieser Stelle aber auch gerne das Zitat des bereits früher erwähnten Schweizer Orthopäden:

„Was wosch Buecher schriebe – si si ja verautet, we si use chäme!"

Von wegen: Die hier besprochenen Bücher datieren von 1957, 1968, 1978, 1982, 1998 und sind in der einen oder anderen Ausgabe noch heute erhältlich.

Medizin und Patriotismus

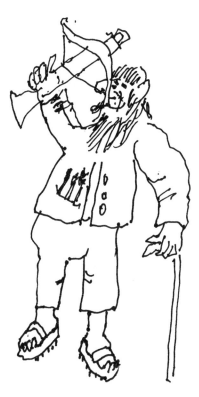

Was haben diese beiden Begriffe auch gemein? Patriotismus wird heute ja eher verschmäht, auch wenn am Horizont ein unangenehmes Revival auftaucht.

- Die Medizin aber soll ruhig eine patriotische Komponente haben.
- Wird ein Patient operiert, der Eingriff misslingt, ist der Patient im besten Fall gehandicapt, im schlechtesten Fall zeitlebens behindert und nicht mehr in seinen früheren Beruf integrierbar. Er wird für sein Land zur Belastung – auch finanziell. Der Patient selbst wird im schlechtesten Fall aus seiner Lebensbahn geworfen.
- Erste Pflicht des Chirurgen ist es, den ihm anvertrauten Patienten durch den Eingriff wieder voll zu restituieren – soweit dies möglich ist.
- Wird ein vorderes Kreuzband unnötigerweise rekonstruiert und wird dabei die nicht leicht zu treffende Isometrie gestört, entwickelt sich in absehbarer Zeit eine Gonarthrose. Der Patient ist unter Umständen beruflich nur noch bedingt einsetzbar.
- Wie viel in solcher Weise aktive Chirurgen dem eigenen Land schaden, sollten diese auch bei oberflächlicher Reflexion selbst realisieren. Etwas mehr Patriotismus wäre von Gutem.

Operation – Oper – Fussball

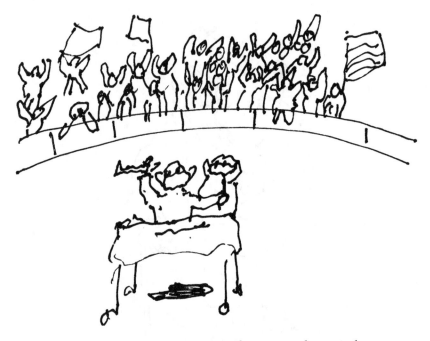

Was verbindet solche gegensätzliche Begriffe miteinander? Was hat eine operative Intervention mit einer Oper oder gar einem Fussballspiel gemeinsam?

- Beim Operieren herrscht grösstmögliche Stille, in der Oper gibt es lauten Szenenapplaus, bei einem hochklassigen, fairen Fussballspiel toben die Fans vor Begeisterung.
- Und doch haben alle drei Ereignisse etwas gemeinsam. Ein operativer Akt kann durch einen hochqualifizierten Operateur zu einer beeindruckenden Show werden – im positiven Sinn. In stiller Begeisterung verfolgen die Beteiligten den Eingriff.
- Eine Oper auf höchstem Niveau in Berlin, Wien, Mailand, New York, auch Zürich aufgeführt, hebt das Publikum auf ein hohes akustisches und emotionales Niveau. Die Begeisterung findet kein Ende.
- Und spielt die deutsche Nationalelf mit Jogi Löw gegen die Squadra azzura mit Antonio Conte, dann fiebern ganze Völker vor dem Fernseher mit.
- Operation – Oper – Fussball – WM, da lässt sich ein Bogen über alles spannen, der aufzeigt, was für schlummernde Gefühle sich so wecken lassen.

Ausbildung – Ausbildung – Ausbildung

Inhaltsverzeichnis

© Springer-Verlag GmbH Deutschland, ein Teil von Springer Nature 2019
R.-P. Meyer, B. Brantschen, *50 Jahre Orthopädisch-Traumatologische Chirurgie*,
https://doi.org/10.1007/978-3-662-57735-6_3

Ausbildung – Ausbildung – Ausbildung

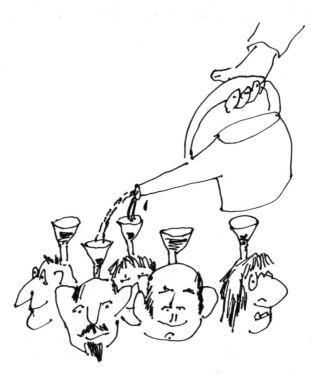

Wenn für einen Arzt in führender Position die Ausbildung seines Teams nicht primordiale Bedeutung hat, dann „ist etwas faul im Staate Dänemark"!

- Die einzige veritable Sparmassnahme im Gesundheitswesen ist die bestmögliche Ausbildung. Die meisten anderen Sparmassnahmen schichten lediglich die Gelder um, von einem Sack in den nächsten. Den Gipfel bildet jeweils das Globalbudget.
- Beim schweizerischen Fallpauschalensystem ist die Ausbildung nicht enthalten. Wer bezahlt eigentlich die Ausbildung? Es gibt lediglich für die Universitätskliniken eine etwas höhere „Base Rate". Muss daraus die Ausbildung bezahlt werden? Niemand weiss Bescheid. Zurzeit erklärt der Oberarzt noch dem Assistenten, wie es geht, aber irgendwie gratis!
- Nichts ist entscheidender und wichtiger als die pflichtbewusste und sorgfältige Ausbildung der uns anvertrauten Assistenten und Oberärzte.

Viele Pitfalls stehen dieser Forderung im Wege:

- Wie will ein nur Privatpatienten operierender Arzt an seiner Klinik dem Ausbildungsauftrag im operativen Bereich nachkommen? Er muss den ihm anvertrauten privat- oder halbprivat-versicherten Patienten ja persönlich operieren. Der Assistent bleibt im „assistere" stehen.
- Wie will der Chefarzt eines öffentlichen Krankenhauses, dem von auswärtigen Spitälern chirurgisch komplexe Problempatienten überwiesen werden, diese seinem Team überantworten?
- Die Crux der Rentabilität ist wohl ein Haupthindernis bei einer fundierten, systematischen Ausbildung. Die CEOs wollen einen möglichst effektiven, rentablen Operationsbetrieb. Möglichst viele Standardeingriffe in möglichst kurzer Zeit polieren die Rendite eines Krankenhauses auf. Das Fenster zu einer substanziellen Ausbildung ist klein, unter welchen Bedingungen auch immer.
- Es bleibt den jeweiligen Chefs überlassen, wie stark sie sich bei der Ausbildung ihres Teams einbringen wollen. Es ist dies eine Frage der Leidenschaft am Beruf und auch des Verantwortungsbewusstseins gegenüber der nachfolgenden Generation.
- Es gibt sie noch diese Persönlichkeiten, die sich für die Ausbildung ihres Teams engagieren, und es wird sie immer wieder geben. Leider sind sie rar.

Die Learning Curve

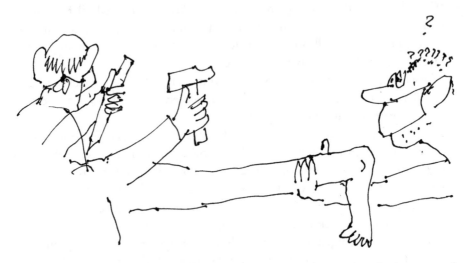

- Ein unheimliches Wort – die Lernkurve. Ob wir diese Kurve kriegen – und ob überhaupt?
- Learning Curve steht in direkter Relation zur Ausbildung, und mit welcher Seriosität diese wahrgenommen wird.
- Wie wird ein junger Assistent von seinen vorgesetzten Ober- und Chefärzten in sein chirurgisches Handwerk eingeführt?
- Wie oft muss der Assistent bei einer Hüft-Totalprothesenimplantation assistierend mitwirken, bis er selbstständig diesen Eingriff korrekt und sicher durchführen kann?
- Schnelle Auffassungsgabe, handwerkliche Begabung, seriöse Vorbereitung, gute Ausbildungskräfte sind notwendig, um in vernünftigem Zeitrahmen zu einem sicheren chirurgischen Können zu gelangen.
- Nicht alle Ärzte treffen auf ideale Bedingungen, müssen zu lange hintan stehen, stellen bei sich selbst ein beschränktes chirurgisches Geschick fest, geraten in Zweifel bezüglich ihrer chirurgischen Laufbahn.
- Da kann der Begriff der Learning Curve ins Brutale umschlagen, kann für den Patienten zu einer eigentlichen Bedrohung werden. Der reife, einsichtige Vorgesetzte wird hier Remedur schaffen und dem Assistenten eine andere, besser nicht-chirurgische Richtung weisen.

Wer wird gut?

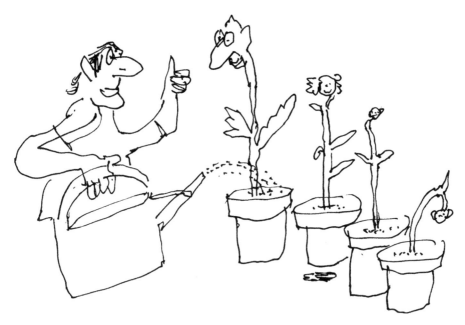

Der operativ tätige Arzt durchläuft 4 Stadien:

- Stadium der *berechtigten Unsicherheit*: Der Assistent weiss nichts oder wenig.
- Stadium der *unberechtigten Sicherheit*: Der Assistent hat schon drei Blinddärme operiert und weiss damit schon alles. Gewisse Chirurgen bleiben lebenslänglich in diesem Stadium stehen.
- Stadium der *berechtigten Sicherheit*: Der Arzt hat sehr viel Erfahrung und Können. Das ist der Idealzustand.
- Stadium der *unberechtigten Unsicherheit*: Der ältere Professor, der alles wieder hinterfragt.

Bei gutem Ausbildungskonzept gelingt es einem Vorgesetzten, nahezu alle seine Assistenten zu guten Fachspezialisten zu formen.

Es gibt aber Oberärzte, auch schon Assistenten, bei denen man früh realisiert, dass sie besonders talentiert sind. Sie lernen rasch, erfassen die Komplexität unseres Faches und weisen eine hohe Zielstrebigkeit auf.

Es braucht nicht einmal eine besondere Förderung dieser Ärzte. Die Aufgabe des Ausbilders ist es, das rasche Selbstständig-Werden dieses talentierten Arztes zu respektieren.

Und wenn dann diese Ärzte zunehmend besser werden als ihre Ausbilder, dann ist das eine „Win-Win-Situation". Das Ziel ist erreicht.

Der Assistent

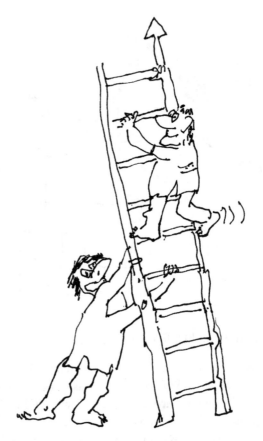

Sie melden sich oft zuhauf, Assistenten in den verschiedensten Ausbildungsstufen. Nicht einfach ist es, die einsatzbereiten, belastbaren Ärzte zu selektionieren, das heisst die Spreu vom Weizen zu trennen.

- Auf 10 angestellte Ärzte ist auch bei sorgfältigster Evaluation ein Ungenügender dabei. Kein Anstellungsvertrag länger als 1 Jahr ist dabei eine gute Hilfe.
- Eine Regel gilt: Es lässt sich bei entsprechend sorgfältiger Betreuung nahezu aus jedem Assistenten ein valabler Arzt formen – auch in den chirurgischen Disziplinen.
- Hohe Einsatzbereitschaft, gute Belastbarkeit, korrektes Einfügen ins Team und nicht zuletzt Identifikation mit seiner Klinik sind wichtige Voraussetzungen zum guten Gelingen der Ausbildung.
- Gelingt es einem Vorgesetzten, seine Ärzte so auszubilden, dass sie später in Chefpositionen gelangen und die erlernte Ausbildungsphilosophie weitertragen, ist das wohl die höchste Auszeichnung für den Vorgesetzten selbst.

Führung – keine Führung

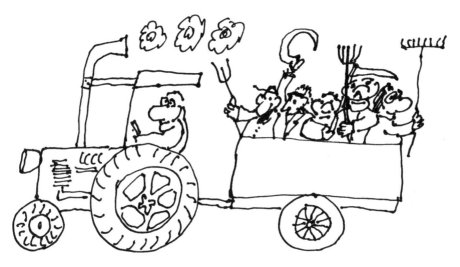

Es gab und gibt Klinikdirektoren, die führen ihre Klinik mit straffer Hand, geradezu militärisch. Mit diesem System kann bei dosiertem Einsatz eine recht hohe Effizienz erreicht werden. Überraschungen bleiben dabei meist aus.

- Oft bleibt in solch einem System jedoch der kreative, initiative Freidenker auf der Strecke. Er ist nicht gewillt, sich in solcher Art und Weise zu subordinieren – ein Verlust für die Klinik.
- Es gibt Kliniken, bei denen der Teamgedanke ihr Markenzeichen ist. Norbert Gschwend führte die Schulthess Klinik von Beginn weg als Team. Er scharte so die anderswo eliminierten Freidenker um sich.
- Eine Klinik kann vom Vorsteher auch randständig geführt werden. Dies ist allerdings eine echte Gratwanderung. Ist die Ausstrahlung und das Können eines solchen Chefs gross, so sammeln sich ebenfalls profilierte Ärzte um ihn. Paul Grammont in Dijon war eine solche Führungsnatur mit erfolgreicher Klinik.

Lehrer und Lehrer

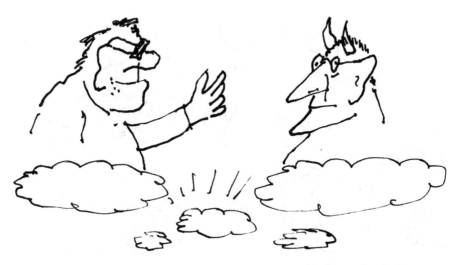

- Es gibt Lehrer, die durch ihr Fachwissen, ihre Menschlichkeit, durch ihre ganze Persönlichkeit ein Leben lang auf uns und unseren beruflichen Weg einwirken und uns weiterbringen.
- Es gibt viele dieser Lehrer, auf die wir nie verzichten möchten, ohne die unsere berufliche Laufbahn wohl ins Schlechtere abgedriftet wäre.
- Es gibt aber auch Lehrer, auf die wir im Nachhinein nur allzu gerne verzichtet hätten. Durch fachliche Schmalbrüstigkeit und dadurch bedingte Unsicherheit war auf sie kein Verlass.
- Ein schlechter Lehrer ist schlecht, weil er vorgibt, immer der Beste sein zu müssen.
- Gut ist das menschliche Hirn so ausgelegt, dass es die negativen Seiten rasch verdrängt. Die positiven Lehrer vergessen wir nicht.

Forschung nicht gleich Forschung

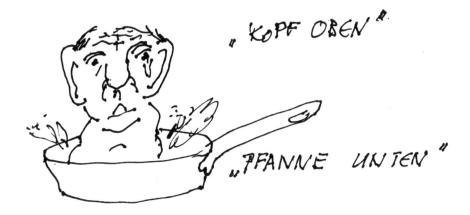

„KOPF OBEN"

„PFANNE UNTEN"

ad „inverse Schulterprothese"

Der Begriff Forschung in einem Fach wie der Knochenchirurgie ist reichlich euphemistisch. Forschung ist so etwas wie ein magisches Wort, das den Träger dieser Etikette selbstredend über alle anderen Kollegen heraushebt.

- Die substanziellen Forscher sind selten in unserem Fach. Sie bleiben meist im Hintergrund bis sie ihrer Sache sicher sind. Dann wird das Resultat ihrer Experimente aber evident und kann unser Fach enorm bereichern. Ein solcher Forscher war Sir John Charnley, der Begründer der Hüftprothetik.
- Ein ähnlicher Typ Forscher war Paul Grammont aus Dijon. Ihm kommt das Verdienst zu, die inverse Schulterprothese in ihrer heutigen Form entwickelt zu haben. Die inverse Schulterprothese hat den prothetischen Anwendungsbereich bei älteren Menschen wirkungsvoll erweitert.
- Viele Forscher sind aber auch zweckorientiert. Sie brauchen die Forschung als Vektor für ihre Laufbahn. Auch diese Art von Forschung kann wertvoll werden. Leider ist das nur in den wenigsten Fällen zutreffend.

Privatdozent – und was daraus werden kann

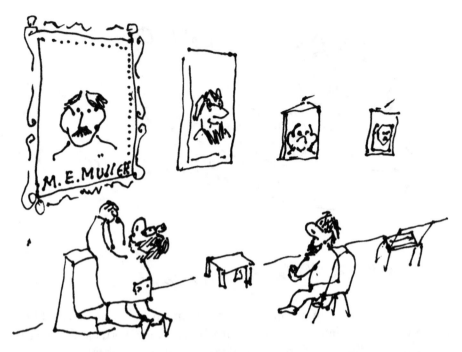

Es gibt kaum einen Titel in der Medizin, der derart grossen qualitativen Schwankungen unterworfen ist wie der Titel eines Privatdozenten.

- Wenn wir die Reihe der hervorragenden und verdienstvollen Privatdozenten und späteren Professoren nennen wollen, gehören sicher M. E. Müller, N. Gschwend, B. G. Weber, H. Scheier, F. Hefti, A. Gächter und einige mehr dazu.
- Doch analysiert man den Weg dieser prominenten Professoren vom Doktortitel über den Privatdozenten zum Professor, gibt es einige Pitfalls, die nahezu das Lächerliche streifen:
- M. E. Müllers Spannung zu seinem Vorgesetzten in der orthopädischen Universitätsklinik Balgrist Zürich war hausgemacht: M. E. Müller führte seinen Chef, einen erwiesenermassen mässigen Operateur, durch seine exzellente Operationstechnik derart vor, dass dieser das Handtuch warf. Dieser Klinikdirektor unterstützte dann in der Folge einen ihm ähnlichen Nachfolger. An M. E. Müllers Nomination zum Professor kam jedoch auch dieser Klinikvorsteher nicht mehr vorbei.

- N. Gschwend rieb sich an ähnlich mediokren Personen wie vormals M. E. Müller, bloss gab es zusätzlich konfessionellen Sprengstoff. Die letzten Aufwallungen der zwinglianisch eingefärbten medizinischen Fakultät Zürich verzögerten Gschwends Professorentitel. Aufhalten konnte dieses konfessionelle Thema den hochkarätigen Orthopäden jedoch nicht.
- B. G. Weber, Nachfolger von M. E. Müller am Kantonsspital St. Gallen, dominierte die Schweizerische Orthopädie/Traumatologie wohl ähnlich stark wie sein Vorgänger. Kein Weg zum Professorentitel führte für ihn damals jedoch an M. E. Müller vorbei. Meisterhaft verstand es Müller, Webers Weg zum Professor zu verzögern. Zum guten Ende schwang Weber dann gleichwohl obenaus.
- H. Scheier, einer der integersten Extremitätenchirurgen seiner Zeit in der Schweiz, war von seinem integrierenden Wesen und seiner Spezialität als Wirbelsäulenchirurg niemandem gefährlich und kam so in den Genuss eines wenig steinigen Weges zur Professur.
- F. Hefti hatte das Glück, in Basel mit Professor E. Morscher einen kollegialen Promotor zu haben. E. Morscher portierte den brillanten Mann als Professor zum ersten Chefarzt einer kinderorthopädischen Klinik in der Schweiz.
- A. Gächter erarbeitete sich seinen PD-Titel in Chicago/USA und wurde in der Folge mit Unterstützung von E. Morscher in Basel habilitiert. Als langjähriger Leiter der Orthopädie/Traumatologie am Kantonsspital St. Gallen war er fachlich und menschlich ein hervorragender Kopf und setzte auch gesundheitspolitische Akzente.

Die Privatdozenten der jetzigen Generation sind oft von ganz anderem Schrot und Korn. Nur zu oft wird dieser Titel angestrebt, um ihn dann als mächtigen Hebel für die Wahl in eine Chefarztstelle zu benutzen. Sowohl öffentliche wie auch private Krankenhäuser lassen sich durch diese PD-Auszeichnung beeindrucken und engagieren Fachärzte, die das Anforderungsprofil der Stellen nicht oder bloss knapp erfüllen. Solange dieses System – von Deutschland am Ende des vorletzten Jahrhunderts auch in der Schweiz übernommen – weiterfunktioniert, wird sich nichts ändern. Es ist zu befürchten, dass dies noch lange so andauern wird.

Akademiker oder Handwerker

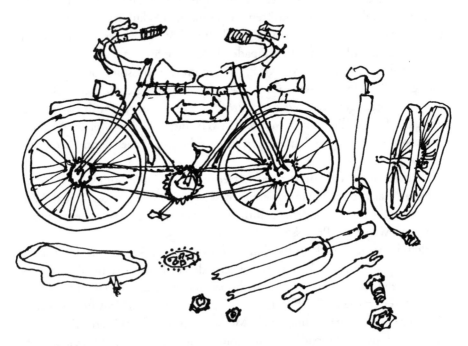

M. E. Müller trat recht selten in den orthopädischen Vorlesungen am Inselspital Bern auf. Meist liess er seine Entourage diesen Job machen, was auch sein Recht war.

- Bei den Vorlesungen von Prof. Müller selbst blieb dann aber oft auch etwas Persönliches von ihm hängen. Es war bewusst gestreut von einer Persönlichkeit, die ihren Zenit erreicht hatte.
- Prof. Müller war nicht bloss ein exzellenter Chirurg. Er war – das eine schliesst das andere nicht aus – auch ein exzellenter Handwerker. Als Student holte er sich einen Zusatzverdienst, indem er aus zwei kaputten Fahrrädern ein ganzes funktionstüchtiges machte.
- In einer seiner Vorlesungen schaute er zum Schluss etwas nachdenklich in die Runde und erklärte: „Ein guter Handwerker hat einen wundervollen Beruf. Er ist einem gelangweilten, unmotivierten Arzt bei weitem überlegen."

Die Vernetzung

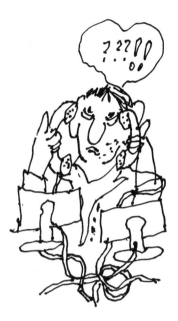

Eine qualitativ hochstehende Orthopädie-Traumatologie ist heute ohne nationale und internationale Vernetzung nicht mehr denkbar. Die AO, die Arbeitsgruppe für Osteosynthese, hat uns dies exemplarisch demonstriert.

Gut zu wissen:

- Einer der besten Kenner von femoro-patellaren Problemen war Prof. Jean-Luc Lerat in Lyon.
- Der versierteste Orthopäde für Knochenverlängerungen war Prof. Heinz Wagner in Nürnberg. Er entwickelte wegweisende Instrumentarien für diese Eingriffe, erreichte eine exzellente Prognose und senkte die Fehlschläge bei dieser anspruchsvollen Chirurgie massiv.
- Einer der besten Wirbelsäulenchirurgen war Prof. Jürgen Harms in Karlsbad-Langensteinbach, Deutschland. Er formte seine Schüler zu exzellenten Könnern der Wirbelsäulenpathologie und formte sie zu kompetenten Wirbelsäulenchirurgen.
- An uns jungen Orthopäden war es dann, diese Kapazitäten aufzusuchen, persönliche Kontakte zu knüpfen und sich mit ihnen auszutauschen. Die Vernetzung wächst nicht von alleine. Sie muss gesucht und gepflegt werden.
- Norbert Gschwend war ein hervorragend vernetzter Fachmann. Bei schwierigen Fällen suchte er die Problemlösung in seinem internationalen Netzwerk. Er konnte 7 Kapazitäten anschreiben, um deren Meinung zu einem komplexen Fall zu erfahren. Zum Schluss liess er alle Vorschläge Revue passieren und machte dann das, was er selbst für richtig hielt.

Nachhaltigkeit oder die Bedeutung des „Long-Follow-Up"

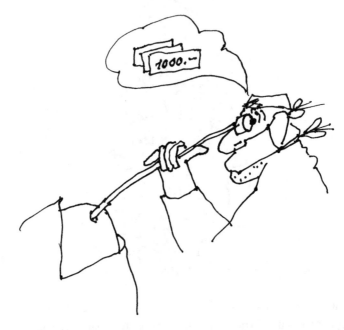

Viele Chirurgen wollen oft gar nicht wissen, wie ihr Tun sich mit Blick auf die Nachhaltigkeit auswirkt.

- Es braucht schon dirigistische Massnahmen von „oben", die ein Endoprothesenregister fordern, eine systematische Nachkontrolle der osteosynthetisch versorgten Frakturen verlangen, wie die AO diese initiierte.
- In der Schweiz kam das SIRIS-Endoprothesenregister viel zu spät! Man hätte besser in ein zuverlässiges Revisionsregister investiert. Das Maurice Müller-Institut und die meisten Prothesenhersteller waren jedoch dagegen. Jetzt werden nur revidierte Prothesen erfasst, die früher schon einen SIRIS-Bogen hatten. Wir verschenken damit ganz wertvolle Hinweise beispielsweise bei den Metall-Metall-Kombinationen.
- Es bleibt noch Vieles zu tun, um die Nachhaltigkeit bei gewissen Interventionen zu bestätigen.
- Ein eindrückliches Beispiel, wie es nicht sein sollte, liefert die lockere Indikationsstellung für eine Kniearthroskopie. Da besteht bei den arthroskopierenden Ärzten kaum ein Interesse an einem Long-Follow-Up. Zu viele diverse Interessen stecken dahinter.
- Wenn dann die Süddeutsche Zeitung, die Frankfurter Allgemeine Zeitung, die Neue Zürcher Zeitung und andere Medien mit Qualitätsjournalismus Alarm schlagen, ist das leider ein Armutszeugnis für uns Ärzte.

Der Karriere-Töter

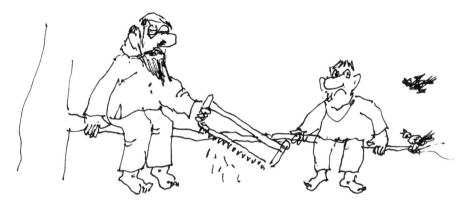

In den 70er-Jahren war Prof. M. E. Müller auf dem Höhepunkt seiner medizinischen Laufbahn angekommen. Zusehends sammelten sich um diese Kapazität Ärzte, die vom Glanz des Professors etwas für ihre persönliche Karriere abbekommen wollten. Darunter fanden sich auch fachlich und menschlich schwierigere Gestalten.

- Ein junger Assistent, schon früh in seiner Ausbildung ein exzellenter Operateur, wurde von einem Oberarzt, der operativ sichtlich schwächer war als sein Assistent, von Beginn weg massiv benachteiligt.
- Nach einem Jahr warf dieser talentierte Assistent das Handtuch, liess seine Karriere als Orthopäde fahren und wandte sich der plastischen Chirurgie zu.
- Seinen Qualitäten entsprechend wurde er zu einem der führenden plastischen Chirurgen in der Schweiz. Der schikanöse Oberarzt blieb zeitlebens medioker und frustriert in seinem Fach hängen.

„Knochenarbeit" im orthopädisch-traumatologischen Alltag

Inhaltsverzeichnis

© Springer-Verlag GmbH Deutschland, ein Teil von Springer Nature 2019
R.-P. Meyer, B. Brantschen, *50 Jahre Orthopädisch-Traumatologische Chirurgie*,
https://doi.org/10.1007/978-3-662-57735-6_4

Triage in der Medizin

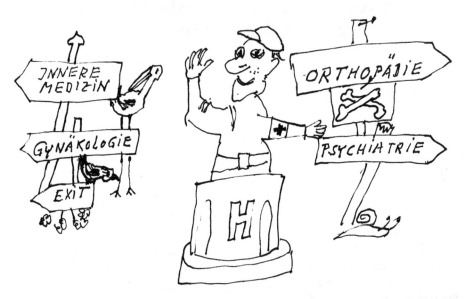

Zweitmeinung in der orthopädischen Chirurgie, Networking, Mund-zu-Mund – und wie sie alle heissen, diese Informationskanäle, die die Patientinnen und Patienten nutzen können.

- Den richtigen Chirurgen für eine bestimmte Wahloperation zu finden, ist eine Herausforderung.
- Es existieren bereits diverse digitale Anlaufstellen von unterschiedlicher Qualität und Kompetenz. Nicht selten werden solche Portale von wenig bewandertem ärztlichem Personal bedient.
- Eine Patientin aus dem sanktgallischen Sevelen wird mit einem Internetportal in Köln verbunden. Ihre Diagnose einer Schultersteife, sogenannte „Frozen Shoulder", könnte von einem Medizinstudenten ad hoc gestellt werden.
- Der Kölner Digital-Information verdankt die Patientin dann die Zuweisung an eine kompetente Klinik. Mit etwas Kortison intraartikulär ist die Patientin geheilt. Sevelen – Köln – Zürich – Sevelen lautet der Weg.
- Pikant die Nachfrage des Kölner Internet-Portals, um was für eine Affektion es sich da gehandelt habe. Man lernt ja nie aus – „new ways in modern medicine".

Die Sprechstunde

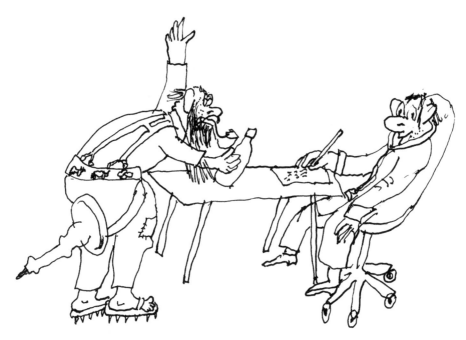

Je spezialisierter ein Fachgebiet ist, desto einfacher, aber auch eintöniger kann eine Sprechstunde werden. Unsere Aufgabe ist es, die Sprechstunde harmonisch zu gestalten.

- Was hat der Patient für einen Namen? Wo kommt er her? Welchen Beruf übt er aus? Wird er durch diesen gestresst?
- Vieles lässt sich im einleitenden Gespräch erfahren. Auch das Vertrauen des Patienten kann sich so gewinnen lassen.
- Viele Voruntersuchungen bringt der Patient meist mit. Recht einfach wird dann die Beurteilung seiner Affektion.
- So gelingt es meist, den Bogen zwischen der Erkrankung und einer allfälligen chirurgischen Therapie zu spannen.
- An uns ist es, dem Patienten die Angst zu nehmen, ihm Sicherheit zu geben, damit er seinen Entschluss zu einer allfälligen Operation fassen kann.

Gegensätzliche Sprechstunden-Populationen

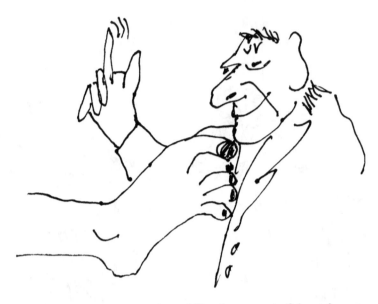

Dass die Sprechstundentätigkeit der Schlüssel zu einer erfolgreichen operativen Aktivität darstellt, versteht sich von selbst. Interessant dabei sind die verschiedenen Nuancen, die sich von Land zu Land in den Sprechstunden zeigen.

- Ein in der National Hockey League tätiger Eishockeyprofi reagiert auf eine Knieverletzung sehr professionell. Er lässt sich wenig irritieren und sucht seinen raschest möglichen Wiedereintritt in den Spielrhythmus.
- Auch ein Weinbauer aus dem Burgund mit 30 kg Übergewicht lässt sich durch eine Fussverletzung wenig irritieren. Er arbeitet schlicht weiter.
- Anders sieht es aus bei einer wohlhabenden Dame vom Nobelquartier am Zürichberg bei einem Hallux valgus. Sie wagt sich aus ästhetischen Gründen nicht mehr ins Schwimmbad und pocht imperativ auf eine chirurgische Korrektur, auch wenn keine Schmerzen vorliegen.
- Ob Sportprofi, Bauer, Psychologin oder Dame von Welt, immer treffen wir auf neue Schattierungen in unseren Sprechstunden. Viel Fingerspitzengefühl ist gefragt, um den verschiedenen Charakteren nicht Unrecht zu tun und gleichwohl die korrekte Operationsindikation zu stellen.
- Ein nicht zu unterschätzendes Problem: In der Sprechstunde haben wir keine Ahnung, wie viele Ärzte der Patient vor uns bereits aufgesucht hat. Sinnvoll wäre daher ein „Laufblatt", in das jede Konsultation – wie bei der SUVA (Schweizerische Unfallversicherungsanstalt) – eingetragen wird.

Probe aufs Exempel

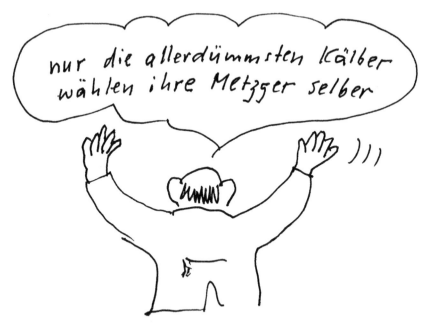

Interessant ist immer wieder die Frage von Patienten in der Sprechstunde: „Würden Sie, Herr Doktor, sich selbst diesem Eingriff unterziehen?"

- Stimmt die Indikation, ist auch die Antwort des Arztes klar: „Ja – selbstverständlich!"
- Amüsant wird die ganze Sache, wenn Ärzte unter sich Operationsindikationen diskutieren und die Frage in den Raum stellen: „Würdest du dich von diesem Arzt operieren lassen und für welchen Eingriff?"
- Unvergesslich die Antwort eines leitenden Arztes, selbst ein exzellenter Chirurg: „Von meinem Vorgesetzten würde ich mir nicht einmal einen banalen Naevus am linken Vorderarm entfernen lassen!" Dieser Arzt baute später eine Klinik mit exzellentem Ruf auf.

Überweisungsberichte

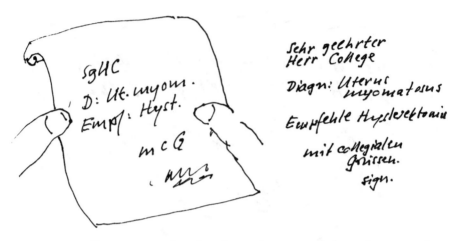

Anhand eines Überweisungsberichtes kann der angesprochene Arzt zum einen die Fachkenntnis des zuweisenden Arztes, zum anderen das Engagement dieses Arztes für seinen Patienten recht genau herauslesen.

- Heute häufen sich zweiseitige Computer-redigierte Schreiben, die eine Unmenge von Patientendaten festhalten, ohne den Überweisungsgrund genauer zu definieren.
- Viele Berichte schreiben, was alles normal ist. Dies ist völlig unnötig.
- Es gibt aber auch kurze, konzise Zuweisungsschreiben, aus denen sich auf den ersten Blick das Grundproblem erfassen lässt ohne Umwege über allzu viel anamnestischen Zusatzballast. Auch die Persönlichkeitsstruktur des Patienten lässt sich bereits primär aus dem Bericht erkennen. Solche Überweisungsberichte haben Substanz und sind für ein gutes und rasches Einschätzen der Affektion hilfreich.

Kein Überweisungsbericht

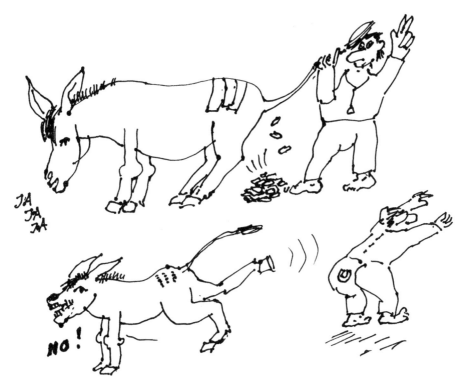

- Patienten werden auch ab und zu ohne Überweisungsbericht in die Sprechstunde angemeldet – und dies gar nicht so selten.
- Eine Patientin wird 3-mal an ihrer Wirbelsäule vom gleichen Operateur erfolglos operiert.
- Beim Vorschlag des inkriminierten Wirbelsäulenchirurgen zur 4. Intervention begehrt die Patientin auf und wünscht eine Überweisung an ein Zentrum für Wirbelsäulenchirurgie.
- Der primär involvierte Chirurg erklärt: „Was andere können, kann ich auch!" Eine Überweisung sei nicht notwendig.
- Die Patientin organisiert ihren Transfer selbst – ein Überweisungsbericht wird nicht erstellt.

Der Internet-Patient

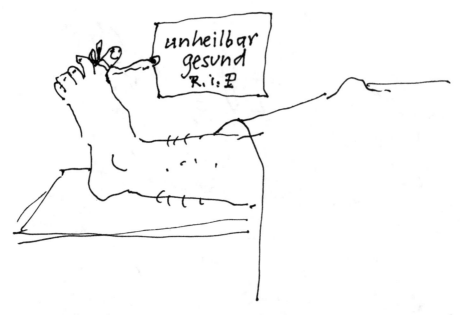

Wir wünschen ja alle immer gut informierte, kooperierende Patientinnen und Patienten.

Es kann aber auch zu viel Information, zu viel des Guten sein.

- Ein über Monate sich während seines Krankheitsverlaufes digital bis ins Letzte informierender Patient mit einer banalen Appositions-Osteomyelitis am distalen Humerus nach verschleppter Bursitis olecrani wurde von kompetenter Seite exzellent behandelt. Von Osteomyelitis oder Restfolgen keine Spur, der betroffene Ellenbogen mit idealer, schmerzfreier Funktion.
- Das Problem dieses „Internet-Patienten": Er glaubt keinem Arzt mehr, bloss noch den Internetinformationen. Sein Statement: „Eine Osteomyelitis ist unheilbar. Eine Osteomyelitis flackert doch immer wieder auf!".
- Der positive Langzeitverlauf wird uns Ärzten Recht geben. Der Patient wird bis zu seinem Ableben Internet-gläubig bleiben.

Erreichbarkeit

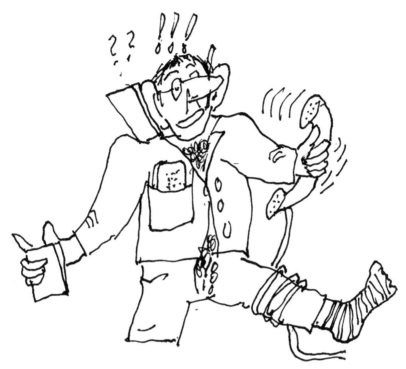

Unsere hypervernetzte, hypermobile Gesellschaft, überall jederzeit erreichbar zu sein, hat eine extreme, zum Teil traurige Entwicklung genommen. Albert Ziegler, der frühere Studentenseelsorger an der Universität Zürich, brachte es mit seiner Aussage prägnant auf den Punkt: „Nur wer sich selbst nichts mehr zu sagen hat, muss ständig erreichbar sein!"

- Anders jedoch sieht die Situation beim Notfalldienst leistenden Arzt aus. Er muss, beruflich bedingt, immer erreichbar sein.
- Dies kann zu einer enormen Belastung werden, kann aber für den begeisterten Mediziner auch eine grosse Befriedigung bedeuten.
- Er kann im Dienst so direkt auf die Komplexität des Falles eingehen – von Beginn weg bis zur erfolgreichen Intervention.
- Wenn man 40 Jahre lang jeden zweiten Tag Notfalldienst geleistet hat, dann tropft an einem auch das ewige Geplärr über die sträfliche, unverantwortliche Überlastung der Ärzte mit einem Lächeln ab.

Der nächtliche Privatpatient

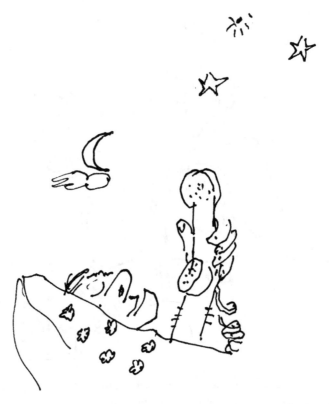

Ein Chefarzt vertritt sein Krankenhaus mit seinem Können und seiner Erfahrung rund um die Uhr.

- Die privat- und halbprivat-versicherten Patienten haben ein Anrecht, vom Chefarzt persönlich operiert zu werden oder – bei begründeter Abwesenheit des Chefs – durch seinen entsprechend kompetenten Leitenden Arzt.
- Steigt ein Chef bei einem nächtlichen Notfall zur sofort anstehenden Intervention nicht aus den Federn, so ist er wohl seiner Aufgabe physisch nicht ganz gewachsen.
- Zieht dann derselbe Chef das anfallende Operationshonorar ohne mit den Wimpern zu zucken auf sein persönliches Konto ein, dann ist nicht nur die Physis, sondern auch der Charakter dieses Mannes zu hinterfragen!

Weissrussisches Trinkgeld

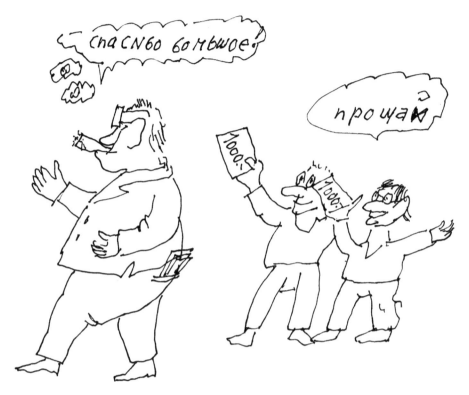

Prominente in- und ausländische Patienten finden sich in den Sprechstunden immer wieder ein. Es handelt sich meist um Rat suchende, fachlich interessierte Personen.

- Auch der Oligarch aus Weissrussland gehörte zu den prominenten Patienten. Mit einem versierten Dolmetscher an seiner Seite geriet die Untersuchung zur Routine.
- Nicht zur Routine gehörte dann allerdings das Taschengeld, das der Dolmetscher zum Schluss verteilte. Jeweils 1.000 sFr. erhielten mein Kollege und ich in die Hand gedrückt.
- Die 2.000 Franken landeten dann im Pool für die Assistentenausbildung.

Life is motion – motion is life

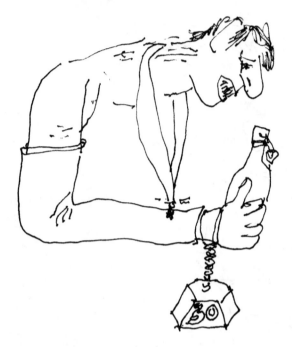

Nichts drückt das ideale Ziel in der Knochenchirurgie besser aus als dieses Leitmotiv.

- 26-jähriger Mann, Ellenbogenluxation rechts, MRI-dokumentiert ohne nennenswerte ossäre oder ligamentäre Läsionen, Ruhigstellung im Gips für 3 Wochen. Das Resultat: In 90° Flexion blockierter Ellenbogen, lediglich Wackelbewegungen auch in Pro-/Supination.
- Ziel bei extremitätenchirurgischen Interventionen, ob traumatischer oder orthopädischer Natur, muss eine übungsstabile Osteosynthese, ein belastbares Kunstgelenk oder eine teilbelastbare Osteotomie sein.
- Ein posttraumatisch, postoperativ eingesteiftes Gelenk benötigt einen ganz erheblichen Aufwand bis zur befriedigenden Remobilisation. Nicht allzu selten verbleiben dabei auch Stillstandschäden im Gelenk.

Sizilianer – 151 cm gross

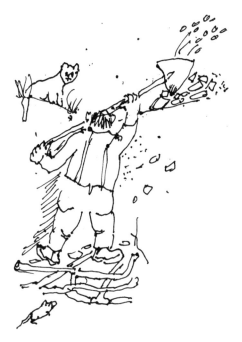

Ein Sizilianer meldet sich wegen rechtsseitiger Schulterbeschwerden in der Sprechstunde.

- Er arbeitet im Tiefbau körperlich hart, ist gut in sein vorwiegend von Italienern getragenes Team integriert. Seine Deutschkenntnisse sind rudimentär.
- Als Süditaliener ist er klein gewachsen und kommt bei körperlich hart fordernder Arbeit im Strassenbau rasch an sein körperliches Limit.
- Die von ihm geklagten Schulterschmerzen rechts bei Rechtshändigkeit sind eindeutig überlastungsbedingt und nicht gravierend.
- Eine physische Entlastung ist die Therapie der Wahl. Eine Umschulung wird der SUVA (Schweizerische Unfallversicherungsanstalt) vorgeschlagen. Diese wird abgebrochen, da der Patient nicht aus seinem „Heim-Team" ausscheren möchte und für andere Berufe kaum vermittelbar ist.
- 10 Jahre später erscheint der Patient erneut in unserer Sprechstunde. Die rechte Schulter weist einen ausgedehnten Rotatorenmanschetten-Schaden bei merklicher Omarthrose auf. Der Patient wird 100 % arbeitsunfähig und muss der Invalidenversicherung überantwortet werden.

Fazit:
Sowohl aus ärztlicher wie versicherungstechnischer Sicht ist der Patient korrekt betreut worden. Es liegt hier ein schicksalsbedingter Verlauf vor, der uns Ärzten zu denken gibt und uns auch belastet.

Die Zweitmeinung im Schwimmbad

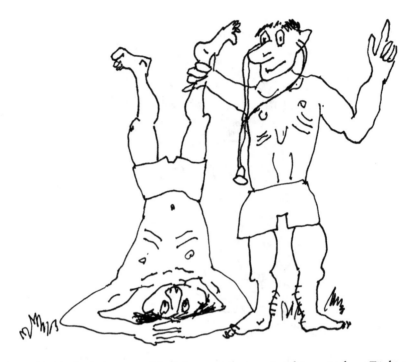

Dass die Zweitmeinung ein Muss ist – nicht nur in chirurgischen Fächern –, wissen wir inzwischen alle.

- Das Einholen einer Zweitmeinung durch die Patienten ist jedoch nicht zwangsläufig an eine Klinik oder eine Versicherungsinstitution gebunden.
- Eine Zweitmeinung kann man sich *überall* holen. Man muss bloss die Scheu vor einem solchen Schritt ablegen.
- Oft führt ein kurzes Gespräch in der Strassenbahn, am Schwimmbeckenrand, in einer SAC-Hütte einfacher und besser weiter als Konsultationen beim Spezialisten.
- Die 4. Intervention am Kniegelenk verhindern, den Gelenkersatz bei schwerer Coxarthrose befürworten, den Hinweis auf einen versierten Fachspezialisten geben, das ist echte Zweitmeinung, wo immer diese auch stattfindet.

Wertlose „Sammeltopf"-Diagnosen

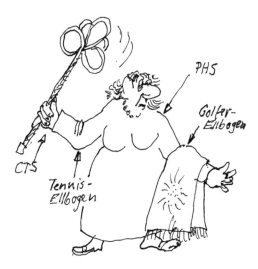

Periarthritis humero-scapularis, Tennis-/Golfer-Ellbogen, lumbale Rückenbe-schwerden, Nackenmuskelverspannungen, Leistenschmerzen, Fussbeschwerden, Ischias – es liessen sich wohl hunderte von solchen Ein-Topf-Diagnosen aufzäh-len.

- Da bleiben wir doch gleich von Beginn weg lieber bei der so typischen Ein-schätzung der Berner in ihrem Dialekt und nennen diese Beschwerden einfach „G'Süchti".
- Die Periarthritis humero-scapularis lässt sich diversifizieren in Tendinitis cal-carea, Rotatorenmanschetten-Läsion, acromio-humerale Passagestörung, In-stabilität, zervikale Diskushernie und vieles mehr.
- Ellbogenbeschwerden sind nicht einfach Tennis- oder Golf-bedingt, zumal diese Schmerzen auch bei Hausfrauen auftreten, die noch nie einen Tennis-oder Golfschläger in der Hand hatten.
- Lumbale Rückenbeschwerden sind komplex in ihrer Aufschlüsselung, dürfen jedoch erst bei Ausschluss aller anderen Pathologien als psychisch deklariert werden.
- Ob Leistenschmerzen durch eine Leistenhernie oder eine Coxarthrose be-dingt sind, ist bezüglich der operativen Indikationsstellung nicht ganz belang-los.
- Eine sorgfältige Klärung der Schmerzursachen ist unumgänglich. Schon in der Anamnese lassen sich oft klare Hinweise finden, in welche Richtung es geht.
- Ein grosses Problem besteht auch darin, dass die Patienten oft gar nicht mehr untersucht werden: Knieschmerzen = MRI. Die Diagnose des Radiologen wird dann kritiklos übernommen und die Operationsindikation beispielsweise bei einer Meniskusalteration gestellt.

Suizidwunsch in der Orthopädie

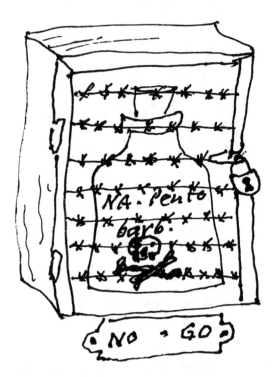

Ist ja nicht gerade so aktuell und nicht häufig in dieser Spezialität. Und doch kann solch ein Wunsch auf uns zukommen.

- Ein 28-jähriger, gesunder Mann wird an seinem linken Sternoclaviculargelenk mehrmals operiert. Die Primärindikation entzieht sich unserer Kenntnis. Die Folgeoperationen bestehen dann aus Schadensbegrenzung.
- Bei uns wird eine Drittmeinung eingeholt. Ein vom Patienten imperativ verlangter weiterer Eingriff wird von uns klar abgelehnt. Die lokale Situation am linken Sternoclaviculargelenk ist alles andere wie dramatisch, die Beschwerden eher diskret.
- 3 Monate nach der Konsultation an unserer Klinik erhalten wir ein Schreiben des Patienten mit folgendem Wortlaut: „Ich benötige für meine Freitodbegleitung ein Rezept für das Sterbemittel Natrium-Pentobarbital." Unsere Antwort: „Wir sind eine hochspezialisierte, auf Schulter- und Ellenbogenchirurgie ausgelegte Abteilung. Ihr Wunsch sprengt unseren Rahmen."
- Solche Erlebnisse lassen sich auch nach jahrzehntelanger orthopädisch-traumatologischer Tätigkeit nicht einfach wegstecken. Es verbleibt in uns eine gewisse Ratlosigkeit.
- Was aus dem jungen Mann geworden ist, entzieht sich unserer Kenntnis.

Die hundertprozentige Invalidenrente –
Hilfe oder Fluch

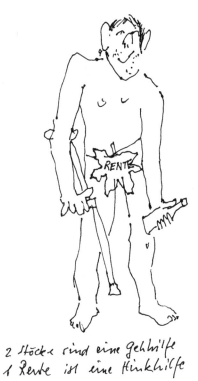

2 Stöcke sind eine Gehhilfe
1 Rente ist eine Hinkhilfe

- Die Sozialleistungen sind in unserem Land substanziell und werden meist korrekt eingesetzt.
- Wie bei allen Geldtöpfen ist auch hier Missbrauch vorgegeben. Die berechtigte – gerechte Verteilung dieser Gelder ist äusserst anspruchsvoll.
- Oft sind es spezielle Krankheitsbilder, die für den Patienten sehr einschränkend sind und zu einer vollen Invalidenrente zwar berechtigen würden, von den betroffenen Patienten jedoch abgelehnt werden. Unter anderem die rheumatoide Arthritis und die selten gewordene Poliomyelitis sind solche Erkrankungen.
- Diese Patienten akzeptieren Fremdhilfe ungern und bloss im schwersten Behinderungsfall. Sie wollen unabhängig bleiben.
- Es gibt Patienten, die sind gesund, haben keine fassbare gesundheitliche Beeinträchtigung und steuern mit allen unerlaubten Tricks auf die Invalidenrente zu, bis sie das medizinische und administrative Personal ausgetrickst haben.
- Ein Trost bleibt jedoch – die ergaunerte 100 %ige-Invalidenrente lässt ihre Patienten *nie* glücklich werden.

Die Superspezialisierung

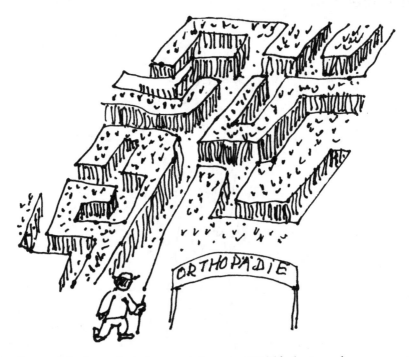

Als Allround-Orthopäden stiegen wir in unser Wahlfach ein – als superspeziali-
sierte Orthopäden werden wir es heute beenden.

- Ob dies gut oder schlecht ist, die Entwicklung zielt unweigerlich in diese Rich-
  tung. Dieser Wandel findet sich ja nicht bloss in der Medizin. Alle Fachberei-
  che sind heute spezialisiert. Den BMW kauft man nicht bei Mercedes, der
  Siemens-Geschirrspüler erhält seinen Service nicht bei Miele.
- Gerade in der Schweiz mit relativ geringen Fallzahlen beispielsweise in der
  Endoprothetik ist es sinnvoll, wenn ein in Schulterchirurgie spezialisierter
  Orthopäde mit Implantation von 50 Schulter-Totalprothesen und mehr jährlich dieses Implantat einbaut und nicht ein Facharzt, der so etwas „auch noch
  macht".
- Schlecht an dieser Entwicklung ist dann allerdings, wenn die Indikation durch
  den spezialisierten Schulterchirurgen für die Schulter-Totalprothese zunehmend weit, das heisst zu weit gestellt wird. Es werden dann noch mögliche
  osteosynthetische Versorgungen bei proximalen Humerusfrakturen vermieden
  und primär eine Schulterprothese implantiert.
- Ungenügendes osteosynthetisches Können? Einfacherer standardisierter Eingriff? Materielle Gewichtung? Sprich: Tarif-induziertes Operieren. – Wir
  lassen diese Fragen offen.

Medizin und Dankbarkeit

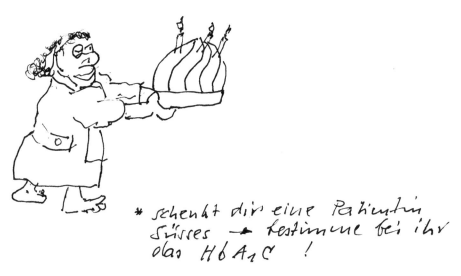

*schenkt dir eine Patientin
Süsses → bestimme bei ihr
das HbA₁C !*

Von General Guisan soll der folgende Satz überliefert sein: „Erwarte nie Dankbarkeit!"

Unsere Frage: Verhält es sich bei unseren Patienten ähnlich?

- 1978 stabilisierten wir bei einer jungen Frau die rechte Schulter nach Putti-Platt. Nach den üblichen Nachkontrollen führten wir im Verlaufe der Jahre noch andere, kleine Interventionen bei dieser Patientin durch.
- Seit 1978, das heisst seit nahezu 40 (vierzig!) Jahren backt diese Patientin jedes Jahr einen Kuchen für uns und bringt ihn persönlich an die Klinik.
- Von wegen keine Dankbarkeit …!

Die Natur

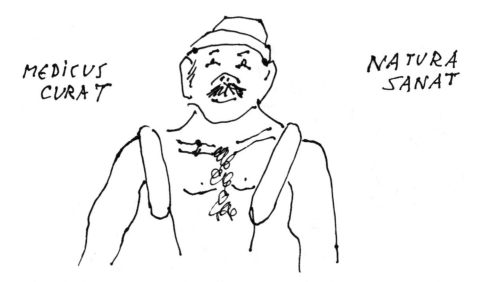

„Die rasch fortschreitende medizinisch-chirurgische Technik, die Neues gerne für das Bessere hält, lässt vergessen, dass die *Natur* heilt und Spontanverläufe nicht immer im Desaster enden, womit sich eine gut überlegte Zurückhaltung nur lohnen kann."

Eindrücklich und wohl überlegt formulierte Prof. Peter Buri, einer der wohl besten Allgemeinchirurgen seiner Zeit, sein Credo der äusserst strengen Indikationsstellung bei jedweder Art von Chirurgie. Kein Jota hat sich bis heute an diesem Statement geändert.

- Allzu oft werden Operationsindikationen bei Wahleingriffen zurechtgebogen, notdürftig mit wenig stichhaltigen Argumenten dem Patienten plausibel gemacht.
- Die Verantwortung liegt beim Operateur, jedoch nicht die ganze. Oft sind es auch die Patienten, die – aus welchen Gründen auch immer – zu einem Eingriff drängen.
- Für die Patienten ist es völlig selbstverständlich, dass jede Operation von Erfolg gekrönt ist. So steht es ja auch im Internet. Da helfen oft alle Aufklärungsprotokolle und Erklärungen des Operateurs nur wenig.
- „... und lässt vergessen, dass die *Natur* heilt, und Spontanverläufe nicht immer im Desaster enden!"

„Operating theatre" –
Das „Theater" rund um den Operationssaal

Inhaltsverzeichnis

© Springer-Verlag GmbH Deutschland, ein Teil von Springer Nature 2019
R.-P. Meyer, B. Brantschen, *50 Jahre Orthopädisch-Traumatologische Chirurgie*,
https://doi.org/10.1007/978-3-662-57735-6_5

„Muest nid schnäu – muest guet operiere!"

M. E. Müller

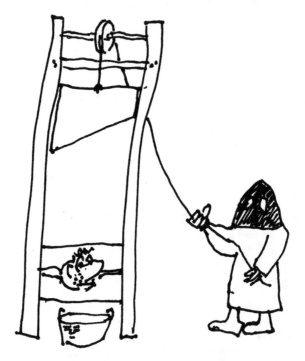

Maurice Müller war bekanntlich ein exzellenter Chirurg, aber auch ein sehr schneller Operateur.

- Präzise Indikationsstellung, gewissenhaft in der Operationsvorbereitung, keine Geste zu viel bei der Intervention – so wurden verblüffende Operationszeiten bei idealem postoperativem Resultat von Prof. Müller erreicht.
- Das Ziel seiner Oberärzte und Assistenten war natürlich, auf ähnliche Operationszeiten und Resultate zu kommen.
- Auch wenn mit einer gewissen Frustration diese Müller'schen Operationszeiten nicht erreicht wurden, war der Side-Effekt gleichwohl gross.

Wirbelsäulenchirurgie und Kinderhort

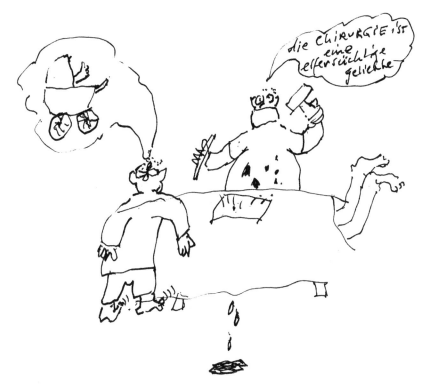

die CHIRURGIE ist eine eifersüchtige geliebte

Wirbelsäuleninterventionen dauern meist länger als die extremitätenchirurgischen Operationen. Nicht selten können sich solche Wirbelsäuleneingriffe auf über 10 Stunden und mehr ausdehnen.

- Der Wirbelsäulenchirurg benötigt in hohem Masse ein ruhiges, ausgeglichenes Operationsteam, das den Spezialisten möglichst maximal unterstützt: Anästhesie, Instrumentistin, neurologisches Monitoring, Assistenz müssen harmonisch ineinandergreifen. Bricht eines dieser Elemente weg, tritt Unruhe ein.
- Vor kurzem erklärte ein assistierender Arzt dem Wirbelsäulenchirurgen mitten in der Operation, er müsse nun sein Kind aus dem Kinderhort abholen, warf die Operationshandschuhe hin und war weg. Ein Ersatz konnte mit Verzögerung aufgetrieben werden.
- Auf die Frage an den Wirbelsäulenspezialisten, was dann in der Folge geschehen sei, meinte der Operateur trocken – *Nichts*, die juristischen Implikationen würden ja ohnehin immer stärker und würden Energie wegfressen.
- Eine sofortige Entlassung dieses den ethischen Grundsätzen in keiner Weise entsprechenden Arztes wäre korrekt – der juristische Weg sollte von der Klinikleitung übernommen werden.

Musik im Operationssaal

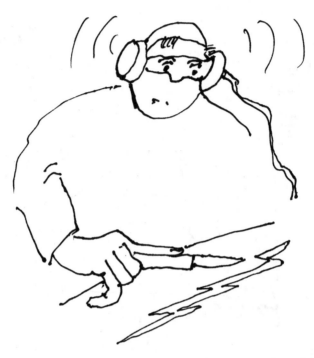

Wir werden heute ständig und überall umrieselt von Musik, welcher Gattung auch immer. Einkaufen ohne Musik, Haare schneiden ohne Musik, ja nicht einmal mehr Pinkeln ohne Musik sind kaum mehr möglich.

- Auch Musik im Operationssaal ist weit verbreitet. Es beruhige die Patienten, Instrumentistinnen, Narkoseärzte, ja selbst den Operateur.
- Sollte ein Operateur erst unter Beethoven zur Höchstleistung auffahren, dann ist etwas faul – nicht an der Musik!

Disco oder Kathedrale?

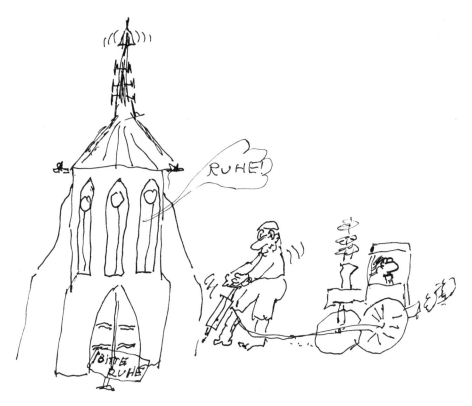

Lärm ist ja ein Hauptproblem unserer Zeit. Lärm macht auch vor den Operationssälen nicht halt – wenn auch in versteckter Form.

- Lärm gleich Unruhe gleich Ablenkung gleich Konzentrationsabbau – dies einige Negativfaktoren, wie sie im Operationstrakt nicht eintreten sollten.
- Ein ruhiger, besonnener Operateur ist schon „die halbe Miete". Laut werdende, ja fluchende Operateure weisen individuelle und fachtechnische Mängel auf.
- Lärm, Unruhe führen zu unnötigem Spannungsaufbau und mithin zu einer Qualitätsminderung im operativen Akt.
- M. E. Müller, ein Mann, der es wissen musste, bestand immer auf absoluter Disziplin und Ruhe während der Eingriffe. Er musste nie laut werden, sein überragendes Können führte von alleine zu einer absoluten Stille im Operationssaal – aus Respekt und stiller Bewunderung.

Zitat M. E. Müller:
„In einem Operationssaal muss es still sein wie in einer Kathedrale."

„Hat sich uns bewährt"

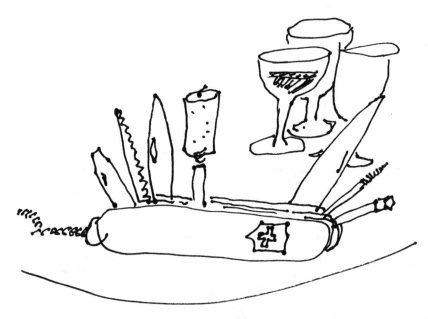

- Ein Standardsatz von Chirurgen, die entweder viel Erfahrung haben und dadurch nur selten Gefahr laufen, in gefährlich-unbekanntes operatives Terrain zu geraten.
- Ein Standardsatz aber auch von nicht innovationswilligen, sich an Altes klammernden Chirurgen.
- Das Ideal liegt in der Mitte.

Und hinter uns der Herrgott

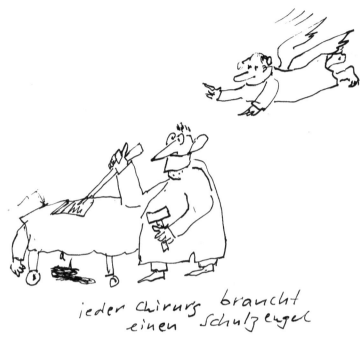

jeder Chirurg braucht einen Schutzengel

Wir kannten sie noch, die autoritären Alleskönner aus der allgemeinchirurgischen Branche. Durch nichts liessen sie sich beirren, weder in ihrer chirurgischen Aktivität noch durch die rasante Weiterentwicklung der Chirurgie in Richtung Spezialisierung.

- Als erstes Handicap gelang ihnen, den meist viszeralchirurgisch versierten Ärzten, die Umstellung von der offenen zur laparoskopischen Chirurgie nur bedingt oder gar nicht.
- Die zunehmend besser informierten Patienten wandten sich auch in der Extremitätenchirurgie mehr und mehr vom Allgemeinchirurgen ab, der den Wandel in die Spezialisierung nicht wahrhaben wollte oder konnte.
- Doch auch diese Chirurgie ging mit rasanten Schritten in Richtung arthroskopische Chirurgie, minimalinvasive Chirurgie. Das Pensionsalter rettete diese Allgemeinchirurgen dann vor der definitiven Blamage.
- Doch weit gefehlt, dass das Terrain nun frei wäre für den kompetenten, spezialisierten Extremitätenchirurgen. Es wird weiter improvisiert, neue Techniken werden ignoriert. Das Eingeständnis, komplexe Frakturen an die entsprechenden Spezialisten weitergeben zu müssen, fehlt weitgehend.
- Der Herrgott wird wohl noch weiter viele Jahre hinter diesen Chirurgen stehen müssen!

Die schnellende Hüfte

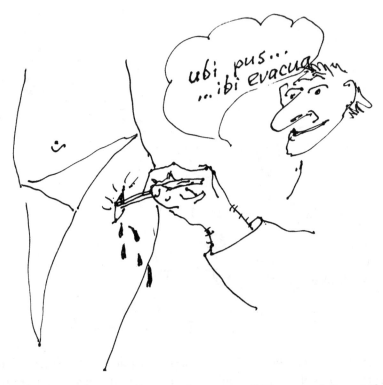

Dieser Modebegriff war vor Jahren stark „en vogue". Heute wird diese Affektion, wenn es sie denn überhaupt gibt, eher nüchtern betrachtet.

- Eine bildhübsche, 21-jährige Frau erscheint mit eben diesem Krankheitsbild bei einem versierten Orthopäden. Die Diagnose ist rasch gestellt, die Indikation zur operativen Korrektur ebenfalls: Kleiner Eingriff, Kurzhospitalisation, 100 %ige Erfolgschance. So sei es denn.
- Damit bei dieser schönen Patientin dann auch wirklich ästhetisch alles gut abläuft, wird zur Assistenz ein plastischer Chirurg beigezogen. Er setzt mit der Hautnaht auch den Schlussstrich.
- Postoperativ klagt die Patientin über merkliche Restbeschwerden. Aus der Kurzhospitalisation wird nichts. Orthopäde und plastischer Chirurg sind ratlos.
- In Berücksichtigung der Prominenz der Patientin wird Prof. Gschwend beigezogen. Nach kurzer Sicht des Lokalbefundes nimmt er eine anatomische Pinzette und spreizt damit den Operationsschnitt. Der Eiter entleert sich rasch. Die Beschwerden klingen ab. Vermutlich besserte sich in der Folge dann auch noch die sogenannte schnellende Hüfte.

Das vordere Kreuzband

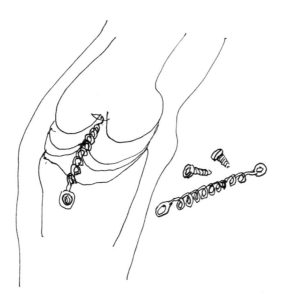

Früher war's der Hallux, der Meniskus, die Diskushernie, die zu einer raschen Operationsindikation führten.

Heute steht die Läsion des vorderen Kreuzbandes in der Schusslinie vieler Extremitätenchirurgen. Der Siegeszug der vorderen Kreuzbandplastik in der Schweiz trat in etwa im Anschluss an die journées Lyonaises du genou 1973 ein.

- Eine grosse Euphorie manifestierte sich diesen vorderen Kreuzbandplastiken gegenüber. Auch wechselten die Operationstechniken fast jährlich, nicht jedoch die Indikationen zur VKB-Plastik.
- Allmählich machte sich aber Ernüchterung breit, insbesondere bezüglich der Dauerhaftigkeit dieser vorderen Kreuzband-Rekonstruktionen. Luzi Dubs aus Winterthur, vormals Präsident der Schweizerischen Gesellschaft für Orthopädie und viele andere mehr, konnten in Langzeitstudien nachweisen, wie häufig auch nicht operierte vordere Kreuzbandläsionen für den Patienten im Alltag und Sport keine Behinderung darstellten.
- Wurden früher nahezu alle vorderen Kreuzbandläsionen chirurgisch saniert, reduziert sich diese Intervention heute bei korrekter Indikationsstellung auf etwa 10 % der Verletzungen.
- Und gleichwohl ist diese Message noch bei weitem nicht in alle Sportkliniken und peripheren Krankenhäuser vorgedrungen. An einem kleinen Bezirkskrankenhaus in der Schweiz werden immer noch vom selben Operateur jährlich 150 primäre vordere Kreuzbandplastiken sowie 40 Revisionen nach vorderer Kreuzbandplastik durchgeführt. Da kann man nur hoffen, dass die Patienten zu rebellieren beginnen!

Das gut versteckte hintere Kreuzband

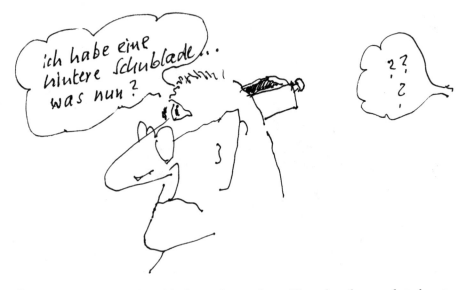

Über die intensive Bewirtschaftung des vorderen Kreuzbandes wurde ja bereits vielfach diskutiert. Wieso trifft dieses Schicksal nicht auch das hintere Kreuzband?

- Zum Ersten ist die Diagnose klinisch nicht ganz so einfach zu stellen wie beim vorderen Kreuzband. Erst die Magnetresonanzuntersuchung hilft da weiter.
- Zum Zweiten liegt das hintere Kreuzband in einer anatomisch delikaten Umgebung. Nicht alle Kniechirurgen wagen sich daher salopp in diese Region vor.
- Zum Dritten hat die Erkenntnis Fuss gefasst, dass ein Knie mit lädiertem hinterem Kreuzband bei guter Rehabilitation auch sportlich funktionstüchtig bleibt.
- So wird das hintere Kreuzband dank seines guten anatomischen Verstecks vor vielen unnötigen Revisionen mit für den Patienten unnötigen postoperativen Problemen verschont.

Die supracondyläre Femur-Trümmerfraktur

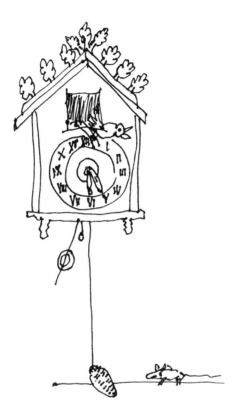

„Try and try and try again – and when you are not successful – try again!"

- Am 06.12.1975 war eine komplexe multifragmentäre suprakondyläre Femurfraktur rechts osteosynthetisch zu versorgen. Der Vater war mit seiner kleinen Tochter im Arm auf einer Treppe gestürzt und zog sich dabei die erwähnte Fraktur zu.

- Die Osteosynthese gestaltete sich beim noch wenig erfahrenen Operateur und völlig unerfahrenem Assistenten schwierig, zog sich entsprechend in die Länge.

- Nach 2 Stunden sah die Situation in etwa gleich aus wie zu Beginn des Eingriffes. Der Assistent, wohl müde vom „Zudienen", sagte in saloppem Französisch: „Lass doch die ganze Sache bleiben!"

- Nach 3½ Stunden war die Fraktur osteosynthetisch korrekt versorgt. Anlässlich der AO-Jahreskontrolle bestand bei seitengleicher Kniegelenksbeweglichkeit eine in idealer Stellung konsolidierte Fraktur.

- Was aus dem damaligen Assistenten aus berühmter Familie geworden ist, ist nicht bekannt.

Die intertrochantäre Femurosteotomie

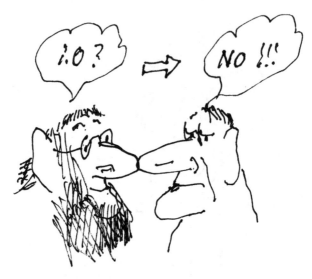

Es existieren Operationstechniken, die rutschen mit Recht in Vergessenheit. Die Langzeitresultate lassen zu wünschen übrig, die Nachhaltigkeit ist bei diesen Eingriffen scheinbar nicht gegeben.

- Früher standen die intertrochantären Femurosteotomien, liebevoll i.O.s genannt, bei beginnender Coxarthrose nahezu auf jedem grösseren orthopädischen Operationsprogramm.
- Heute löst man mit dem Vorschlag zu einer solchen Intervention im besten Fall ein müdes Lächeln aus. Zu gut, zu langlebig sind die heutigen, perfektionierten Hüft-Endoprothesen geworden. Sie werden bei Bedarf auch bei jungen und sehr jungen Patienten implantiert.
- Vielleicht wäre es sinnvoll, diesem Eingriff bei strengster Indikationsstellung im Einzelfall auch heute wieder eine Chance zu geben, die intertrochantäre Osteotomie wenigstens in der Differenzialdiagnose zu beachten.
- Es ist jedoch zu befürchten, dass dies nicht mehr der Fall sein wird. Die Implantation einer Hüft-Totalprothese ist doch merklich einfacher und standardisierter als die ungewohnte intertrochantäre Osteotomie mit ihren postoperativen klinischen Unwägbarkeiten.
- Die früher von der Pike weg erlernte Operationstechnik der Osteotomien ist bei den nachfolgenden Orthopäden nicht mehr geläufig. Schlicht – sie beherrschen diesen Eingriff nicht mehr.
- Nicht zu unterschätzen ist allerdings, dass nach einer vorgängigen hüft- oder knienahen Osteotomie die Implantation einer Totalprothese schwieriger werden kann.

Die Tibiakopfosteotomie

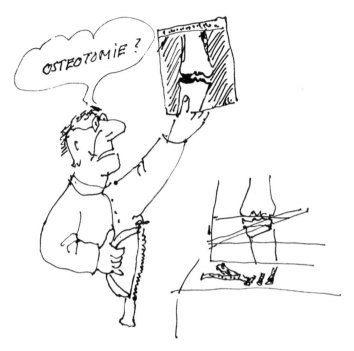

Der Kunstgelenkersatz am Kniegelenk hat gewaltige Fortschritte gemacht. Ob totaler Gelenkersatz oder Hemiprothese, der Siegeslauf ist diesen Produkten gewiss – mit Recht.

- Korrekturosteotomien bei posttraumatischen knienahen Fehlstellungen sind berechtigterweise nach wie vor eine Notwendigkeit.
- Präzise kalkulierte valgisierende oder varisierende Tibiakopfosteotomien bei beginnender schmerzhafter Valgus- oder Varus-Gonarthrose sind heute nahezu obsolet.
- Ob dies mit Recht, darf in Zweifel gezogen werden. Zu gut waren und sind bei perfekter Indikationsstellung die postoperativen Resultate, auch auf längere Sicht.
- Doch der Druck der Patienten auf „sofortige" postoperative Schmerzfreiheit ist zu gross, als dass sie eine längere postoperative Schmerzphase akzeptieren würden. Da ist die Hemiprothese rasch zur Hand.
- Und vielleicht reicht auch die Routine für einen solchen Eingriff bei der nachfolgenden Orthopädengeneration nicht mehr aus – ein Ausbildungsmanko?
- Nicht unberücksichtigt darf bleiben, dass es nach Osteotomien an der Tibia bei Implantation einer Totalprothese häufiger zu Lockerungen der tibialen Komponente kommen kann. Auch kann eine Patella baja auftreten.

Die Beckenzwinge

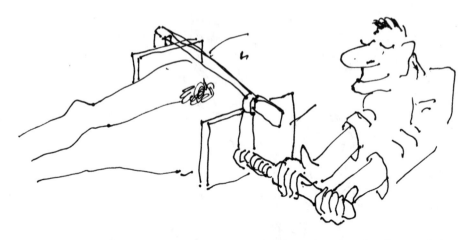

Verschiedene Notfallchirurgen befassten sich über Jahre mit der Konstruktion der sogenannten Beckenzwinge. Reinhold Ganz am Inselspital Bern führte das wohl wirkungsvollste Modell dann in der Schweiz ein.

Bei Trauma-bedingten massiven Blutungen im Retroperitonealraum ist die Beckenzwinge das einzig wirksame Mittel, solche Blutungsquellen zu beherrschen. Einfach und schnell in der Montage, sehr effizient in kürzester Zeit.

- Ein Fahrer eines Lieferwagens verschuldet eine Frontalkollision und wird notfallmässig ins Zentrumskrankenhaus evakuiert. Der Viszeralchirurg laparotomiert, findet die entscheidende Blutungsquelle nicht. Da diese retroperitoneal liegt, ist der Versuch zum Scheitern verurteilt. Der Patient stirbt in tabula.
- Am gleichen Krankenhaus wird einige Monate später ein Bauunternehmer notfallmässig eingeliefert. Ein massives, stumpfes Beckentrauma durch Kontusion zwischen zwei Baumaschinen lag vor. Der Anästhesist verzweifelt beim „Blutpumpen". Eine Beckenzwinge wird angelegt, der Patient überlebt.
- Einige Nachoperationen bei grossflächiger Hautnekrose gluteal und posttraumatischer Coxarthrose wurden notwendig. Der Patient starb mit 84½ Jahren eines natürlichen Todes.

Der Anästhesist

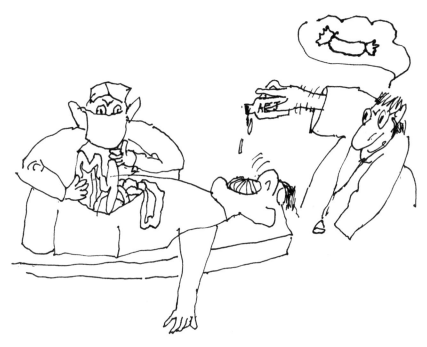

Früher galten die Anästhesisten als verhinderte Chirurgen. Oft begannen sie, sich zu Chirurgen auszubilden. Aus welchen Gründen auch immer schwenkten sie dann hinüber zur Anästhesie und taten dort einen tadellosen Job.

- Bei einem Blick über den abschränkenden Vorhang auf den Operationssitus waren sie sich im Klaren, dass sie diese Interventionen auch gekonnt hätten.
- Finanziell waren sie hervorragend abgedeckt. Gleichwohl blieb fast immer eine gewisse Spannung zwischen dem Operateur und den meisten Anästhesisten.
- Der feine Anästhesiearzt kooperierte gut mit dem jeweiligen Operateur. Er sorgte für rasche Wechsel zwischen den Eingriffen und wies den Operateur während des Eingriffes auf allfällige Probleme hin. Auch war Verlass auf seine perioperative Betreuung.
- Mühsam wurde es für alle, wenn diese Kooperation zu wünschen übrig liess. Die famose 6- oder auch 8-Stunden-Wartezeit, die nach Einnahme eines Glas Wassers durch den Patienten stur eingehalten werden musste, baute unschöne Spannungen auf.
- Da erinnert man sich gerne an die grosszügigen, fachlich perfekten Anästhesisten, die dann diese Wartezeiten elastisch handhaben. Zum Trost ist dieser Typ von Narkosearzt in der Mehrzahl.

Infektionen

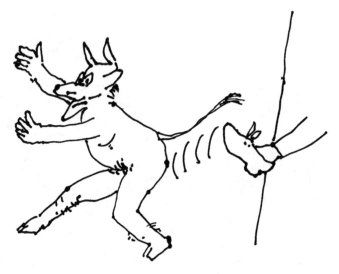

Das Schreckgespenst einer Infektion bei chirurgischen Eingriffen steht nach wie vor im Raum, wenn auch etwas weniger beängstigend.

- Früher war ein Infekt nach Kunstgelenkimplantation eine oft „never ending story". Heute ist das Handling solcher Infektsituationen wesentlich professioneller geworden.
- Rasches Handeln unter Beiziehung eines versierten Infektiologen, zielgerichtete chirurgische Revision, langfristige keimgerechte Doppel-Antibiotikatherapie führen meist zu einem zufriedenstellenden Resultat.
- Der Infekt, vor allem das gehäufte Auftreten eines Infektes an einem Krankenhaus, ist aber ein anderes, gravierendes Problem. Es wirft ein negatives Schlaglicht auf die Institution und vor allem auf den Vorsteher einer Klinik. Mit Antibiotikatherapie lässt sich dieses Problem nicht lösen. Oft wäre die wohl einfachere und bessere Lösung: Den Chefarzt entlassen!

Mode-Operationen

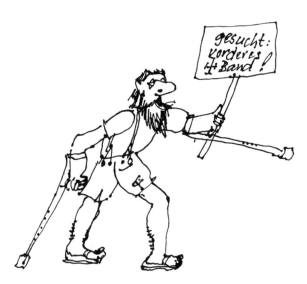

Jede Generation von Orthopäden hat einige Eingriffe in petto, die sich gut als Modeoperationen bezeichnen lassen.

- Ein namhafter Journalist schrieb kürzlich einen bedrückenden Artikel über dieses Thema in der Süddeutschen Zeitung: „Die Frage ist provokant, aber auch unter etlichen Ärzten populär: Warum soll sich ein Land eigentlich Orthopäden halten? Unfallchirurgen und Traumatologen bräuchte es demnach zwar unbedingt, aber um Knochen zu schienen und dem Körper nach Verletzungen Halt zu verleihen. Aber *Orthopäden*, die an Schulter, Knie oder Rücken „herumdoktern" und Beschwerden nur verschlimmbessern, auf die würde so mancher Patient wohl besser verzichten!"
- Auch wenn solche Statements sehr extrem formuliert sind, müssen wir Orthopäden uns gleichwohl fragen, wieso es überhaupt zu solchen Beiträgen kommen kann. Ganz unschuldig sind wir dabei nicht. Zu rasch wird oft die Indikation zu einer Operation am Bewegungsapparat gestellt, zu häufig wird somit operiert.
- Aber auch die gesellschaftlichen Strukturen in unseren Ländern tragen das ihrige bei zu dieser unguten Entwicklung. Oft wünschen Patienten imperativ eine Operation, auch wenn diese nicht gerechtfertigt ist. Lehnt der Chirurg diesen Eingriff ab, so zieht der Patient als sogenannter Gesundheitstourist weiter, bis er den willigen Operateur findet – und er wird ihn finden.
- Dem saloppen Journalisten der Süddeutschen Zeitung wünschen wir trotzdem nicht eine gehbehindernde, massiv schmerzhafte Coxarthrose oder Gonarthrose mit möglichst langer Wartezeit, bis er vom verwünschten Orthopäden operiert wird.

Wrong-Side Surgery

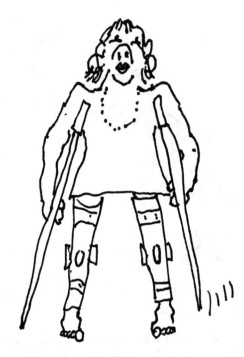

Das ist wohl das Schreckgespenst, der GAU jedes seriösen Chirurgen, mit Recht.

Ob ein rupturiertes vorderes Kreuzband durch eine vordere Kreuzbandplastik chirurgisch saniert werden muss, wurde und wird bis heute kontrovers diskutiert.

Früher wurde die Indikation breiter gestellt, heute ist man anhand verschiedener Nachkontrollstudien diesem Eingriff gegenüber defensiv bis sehr defensiv eingestellt.

- Eine 23-jährige Sportlerin mit frischer vorderer Kreuzbandruptur am *rechten* Knie wird von einem durchschnittlich begabten Allround-Chirurgen am *linken* unversehrten Knie operiert – mit „Erfolg".
- Unmittelbar nach Intervention erklärt der Chirurg der Patientin, das linke Knie sei noch wesentlich schlimmer verletzt gewesen – daher die Operation vorerst links.
- Im gleichen Spitalaufenthalt wird dann noch das *rechte*, wirklich lädierte vordere Kreuzband operativ saniert.
- Die Wrong-Side Surgery ist die eine Problematik bei diesem Fall. Noch schlimmer jedoch ist die Unehrlichkeit dieses Chirurgen der Patientin gegenüber.
- Nach weiteren langen Jahren chirurgischer Tätigkeit ist dieser Mann nun in Pension gegangen – zum Wohl der potenziellen Patienten.

Die schlimmste Läsion ist die iatrogene Läsion

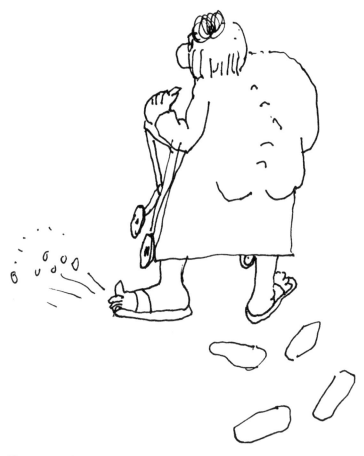

„In der Chirurgie gibt es keine Schäden, die gravierender und schwerer korrigierbar sind als die iatrogenen Läsionen."
Zitat von Prof. H. Scheier, Chefarzt Schulthess Klinik, Zürich

- Kommen am abendlichen Röntgenrapport abstruse Fälle zur Beurteilung, so handelt es sich meist um postoperative Schäden.
- Die Natur kann keine solchen Schäden setzen. Dafür ist sie zu klug.
- Oft lassen sich solche iatrogen gesetzten Schäden kaum mehr beheben, ohne Restdefekte zu hinterlassen.
- Das Traurigste an der ganzen Geschichte: Kaum einer der involvierten Chirurgen übernimmt die Verantwortung für sein Tun. Es wird zur Tagesordnung übergegangen, die nächste Intervention geplant; hoffen wir mit etwas mehr Kompetenz und Glück.

Wo sind die Leuchttürme?

Inhaltsverzeichnis

© Springer-Verlag GmbH Deutschland, ein Teil von Springer Nature 2019
R.-P. Meyer, B. Brantschen, *50 Jahre Orthopädisch-Traumatologische Chirurgie*,
https://doi.org/10.1007/978-3-662-57735-6_6

Wo sind die Leuchttürme?

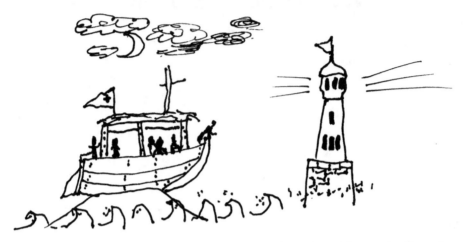

Oft wird vom heutigen Ärztekader bemängelt, dass echte Führungskräfte in der jetzigen Zeit fehlen würden. Es ist dies eine etwas gar simple Sichtweise.

- Müllers, Gschwends, Webers, Grammonts wachsen nicht einfach so heran. Neben einem enormen Durchhaltevermögen gepaart mit exzellentem Fachwissen und -können, benötigten auch diese Grössen eine gewisse Akzeptanz vonseiten ihrer Umgebung.
- Auch heute existieren sie, diese Leuchttürme in unserem Fach. Man sollte Sorge tragen zu solchen Persönlichkeiten.
- Der Leiter der Abteilung Obere Extremitäten an der Schulthess Klinik gehört zu den besten Schulterchirurgen, auch international. Für den Leiter der Wirbelsäulenchirurgie an der Schulthess Klinik gibt es kaum ein Wirbelsäulenproblem, das er nicht lösen könnte.
- Vor allem auch von administrativer Seite gebührt solchen Medizinern höchster Respekt. Man kann sie nicht in ein gängiges Schema zwängen. Wie ein guter Wein benötigen sie Jahrzehnte, bis sie on Top sind. Man sollte ihnen wirklich den roten Teppich ausrollen.
- Es gibt sie noch die Leuchttürme in unserem Fach. Manchmal verbreiten sie nicht so viel Glamour wie ein M. E. Müller, leuchten aber ebenso intensiv.

A. Graham Apley

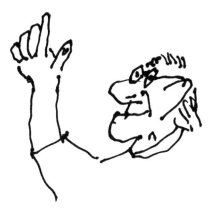

Sein Buch *„System of Orthopaedics and Fractures"* (1. Publikation 1959, 6. Publikation 1982) ist ein Meilenstein in der orthopädischen Literatur. Dieses Werk dokumentiert das enorme Gewicht, das G. Apley der Ausbildung in der Orthopädie und Traumatologie beimass.

- Seine Vorlesungen waren brillant. Er baute dabei immer einen direkten Dialog mit den Zuhörern auf. Jedes Mal kam es dabei zu angeregten, lebhaften Diskussionen.
- Eines dieser Frage-Antwort-Spiele bleibt unvergesslich: Bei der Vorstellung von 5-Jahres-Resultaten einer Knie-Totalprothese stoppte Mr. Apley den Referenten gleich zu Beginn. Sein Statement: „5-Jahres-Ergebnisse sind uninteressant. Auch 10-Jahres-Resultate sind relativ. Erst bei 20 Jahren Verlaufsdauer werden die Resultate interessant!" – Recht hatte er! Gnädig liess er den nervös gewordenen Referenten weitersprechen.

Sir John Charnley

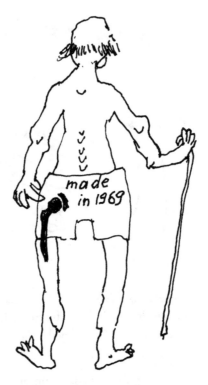

Das „Sir" steht mit hoher Berechtigung vor dem Namen dieser grossen Persönlichkeit. Die Briten haben ein Flair für die korrekte und gezielte Vergabe dieses Titels.

- Charnley ist diskussionslos der grosse Pionier der Hüftendoprothetik und Schöpfer einer bis heute praktisch unveränderten Hüft-Totalprothese.
- Viele Epigonen haben bei Hüftprothesen-Konstruktionen Neues versucht.
- Ob grössere Kopfdurchmesser, Bananenschäfte und ähnliches mehr. In kleinen Schritten wurden dann in der Folge der Charnley-Prothese ebenbürtige, gute Hüftprothesen entwickelt.
- Die längste Verweildauer einer von John Charnley persönlich implantierten Hüftprothese seines Typs beträgt heute 48 Jahre. Diese Prothese ist immer noch funktionstüchtig.
- Charnley gelang es somit, den Wunschtraum aller Orthopäden zu realisieren: die „prosthesis for life".
- Und wer das Glück hatte, Sir John Charnley persönlich zu kennen, der staunte über die Bescheidenheit und Weitsichtigkeit, die sich in diesem Menschen zeigten.

Pierre Chrestian

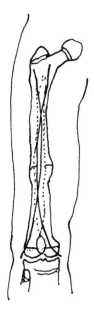

Ihn kennen nur Insider, und gleichwohl ist er einer der fundiertesten Kinderorthopäden Frankreichs.

- Als Klinikleiter stand er über Jahre der kinderorthopädisch-traumatologischen Klinik am Hôpital de la Timone in Marseille vor. Das Einzugsgebiet dieser Klinik reichte von Genua über Grenoble bis nach Arles und Korsika. Etwa 9 Millionen Patienten basieren auf den Dienstleistungen dieses Grosskrankenhauses.
- Entsprechend zahlreich waren die kindlichen Pathologien an dieser Klinik, auch die seltensten. In 2 Wochen Hospitierens trafen wir auf Affektionen, die wir noch nie gesehen hatten und lediglich aus der Literatur kannten.
- Eine der grossen Leidenschaften von Pierre Chrestian war die Behandlung der kindlichen Extremitätenfrakturen. Sein Buch *„Guide illustré des fractures des membres de l'enfant",* erschienen 1987, war unter den Kinderorthopäden in Frankreich ungemein populär. Gerade die damals im deutschsprachigen Raum noch wenig bekannten elastischen Titannägel zur endomedullären Schienung von kindlichen Frakturen wurden von Pierre Chrestian intensiv propagiert.
- 1989 erfolgte die Übersetzung dieses Buches ins Deutsche durch den Schreibenden. Die elastischen Titannägel wurden in der Folge auch bei uns zunehmend populär.
- In seiner bescheidenen, wissenschaftlich ausgesprochen fundierten Art hat P. Chrestian zur Entwicklung einer modernen, innovativen Kindertraumatologie Essenzielles beigetragen.

Paul Grammont

Paul Grammont – November 1987

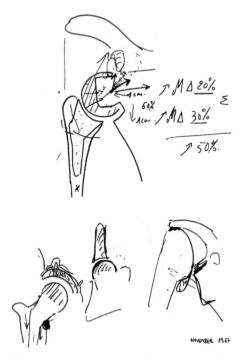

Eine Persönlichkeit in menschlicher und fachlicher Dimension vom Format von Paul Grammont in unserem Fach zu wissen, ist für uns alle eine enorme Bereicherung.

- Als Schüler von A. Trillat in Lyon fand er eine ideale Basis für seine forschungsfundierte, orthopädisch-chirurgische Tätigkeit.
- Als Chef der orthopädisch-traumatologischen Klinik an der Universität Dijon konnte er dann sein fachliches Potenzial ganz ausleben. Mediziner, die ihre Forschungstätigkeit mit den chirurgischen Alltagsarbeiten in so idealer Weise verbinden wie Paul Grammont, sind eine Rarität.
- Grammont ist zweifelsfrei der Schöpfer der inversen Schulter-Totalprothese, ohne die heute eine schulterprothetische Versorgung bei Cuff-Läsionen nutzlos wäre.
- Auf P. Grammont trifft der Begriff „Forscher in der chirurgischen Medizin" in idealer Weise zu, besser als auf viele andere Mediziner, die in grossen Campus-Arealen arbeiten. Paul Grammont war ein Einzelkämpfer.
- Was neben dem exzellenten Mediziner und Forscher Paul Grammont jedoch zusätzlich auszeichnete und über viele orthopädische Epigonen heraushob, war seine Bescheidenheit. Leider ist diese Kombination – nicht nur in der Medizin – eher eine Rarität.

Norbert Gschwend

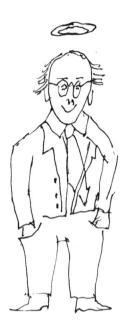

Die Leistungen von Prof. Norbert Gschwend für die schweizerische Orthopädie, insbesondere für die Rheuma-Chirurgie, können nicht hoch genug eingeschätzt werden.

- Norbert Gschwend war einer jener Mediziner, die das „feu sacré" für ihren Beruf in sich trugen und mit unglaublichem Einsatz und Innovationsgeist unser Fach in die Zukunft führten.
- Ein völlig neues Konzept der Klinikführung als Team wurde von ihm als erstem in der deutschsprachigen Orthopädenwelt realisiert. Um dieses Ziel gegen massive politische Widerstände in Zürich durchzusetzen, verzichteten er und sein Freund Prof. H. Scheier sogar auf einen beträchtlichen Anteil ihres Lohnes. Das soll ihnen heute mal ein Chefarzt nachmachen!
- Apropos Widerstände: Was an Intrigen auf Norbert Gschwend niederprasselte, ist kein Ruhmesblatt für die medizinische Fakultät der Universität Zürich.
- Um seine fachliche Dominanz in Zürich zurückzubinden, waren beinahe alle Mittel recht: Als Katholik keine Chance auf die Nachfolge am Balgrist, als Teamplayer keine Chance auf eine Dreier-Teamführung mit Erwin Morscher und Hardy Weber an der orthopädischen Universitätsklinik Balgrist in Zürich.
- Dieses Trio, so es denn zustande gekommen wäre, hätte damals in den 60er-Jahren nicht nur der Schweizer Orthopädie einen grossen Schub gegeben.
- Trotz all dieser Missstände wurde Norbert Gschwend einer der besten Orthopäden nicht nur im deutschsprachigen Raum, sondern auch international. Davon zeugen über 20 Ehrenmitgliedschaften von Polen über Italien bis Südafrika.

Jean-Luc Lerat

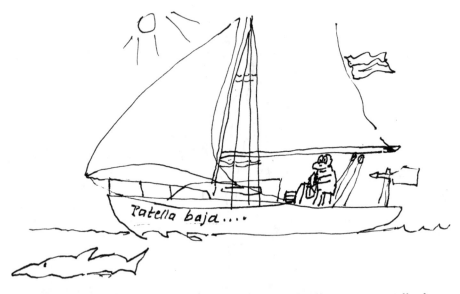

Jean-Luc Lerat war der Lieblingsschüler von Albert Trillat in Lyon. Trillat hätte ihn gerne zu seinem Nachfolger ernannt, doch respektierte er die klinikinterne Hierarchie und gab Henri Déjour den Vorzug.

- J.-L. Lerat war ein ausgesprochen kopflastiger Chirurg, der jedoch sein chirurgisches Handwerk perfekt beherrschte. Seine Operationstechnik erinnerte an diejenige von M. E. Müller – ein grosses Kompliment.
- Durch seine intellektuelle Vorgehensweise entwickelte er auch neue, fundierte Operationstechniken wie beispielsweise die Patelloplastie, die sich bei gezielter Indikation bis heute bewährt hat.
- Sein grosses Verdienst ist aber auch der enorme Impetus, den er in die Ausbildung seiner Assistenten steckte. Er war einer der ersten Mediziner, die das ganze Fortbildungsprogramm auf modernste digitale Basis stellte.
- Sein Erholungsprogramm war dann aber nicht digital. Er steuerte seine Segelyacht von Marseille aus analog durchs ganze Mittelmeer.

Maurice E. Müller

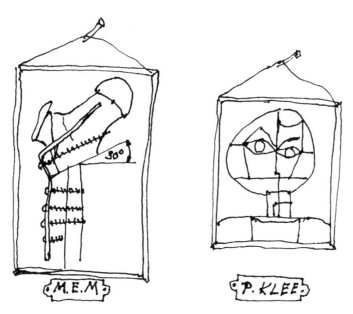

Prof. Müller mit Superlativen zu würdigen, wäre „Eulen nach Athen zu tragen". Viele, fast zu viele Elogen prasselten in der zweiten Lebenshälfte auf diesen renommierten Orthopäden nieder.

- Eines durfte man bei Prof. Müller als Assistent nie tun, sich klein machen lassen. Da trieb er dann die Person genüsslich in die Enge.
- Als klassischer Schweizer-Bilingue beherrschte er – wie böse Zungen behaupten – weder die deutsche noch die französische Sprache. Umso amüsanter waren dann auch seine raren Vorlesungen.
- Doch das Durchsetzungsvermögen von M. E. Müller war nicht sprachlicher Art. Er erreichte praktisch immer, was er wollte. Und seine Zielsetzungen waren in allen Domänen ausgesprochen hoch: Gründer der AO – Arbeitsgemeinschaft für Osteosynthese, Weiterentwicklung der von Sir John Charnley konzipierten Hüft-Totalprothese, Leiter der orthopädisch-traumatologischen Klinik am Kantonsspital St. Gallen, anschliessend Direktor der orthopädisch-traumatologischen Universitätsklinik Bern.
- Geld bedeutete Prof. Müller praktisch nichts. Er hatte auch genug davon, setzte dieses jedoch zielgerichtet ein. So stiftete er einen hohen zweistelligen Millionenbetrag an das Zentrum Paul Klee in Bern.
- So kennen die heutigen jungen Orthopäden die bahnbrechenden Leistungen von M. E. Müller in der Orthopädie/Traumatologie oft nicht mehr, sondern ordnen ihn ein als Kunstmäzen und Gründer des Klee-Museums in Bern – eine Ironie der Geschichte.

Werner Müller

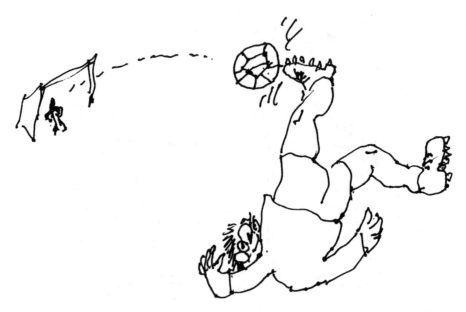

Werner Müller gehört sicher zu den herausragenden Kniechirurgen unserer Zeit.

- Sein Buch mit dem schlichten Titel *„Das Knie"*, erschienen 1982 bei Springer, machte Werner Müller schlagartig international bekannt.
- Da hatte doch einer die grundlegenden anatomischen Strukturen und ihre funktionelle Bedeutung intensivst studiert, bevor er zum Skalpell griff.
- Werner Müller ist es zu verdanken, dass die so häufigen Kniebinnenläsionen heute auf einem intellektuellen Stand operativ angegangen werden können.
- Manch ein Spitzensportler konnte dank Werner Müller seine Karriere weiterführen.
- Durch seine Kontakte mit A. Trillat und seiner Lyoner-Schule und den Begegnungen mit den amerikanischen Top-Shots der Kniechirurgie konnte Werner Müller einen weiten Bogen bei der internationalen Knieforschung und deren operativer Applikation spannen.
- Fachlich, aber auch menschlich hat Werner Müller bis heute für uns eine Vorbildfunktion.

Mercer Rang

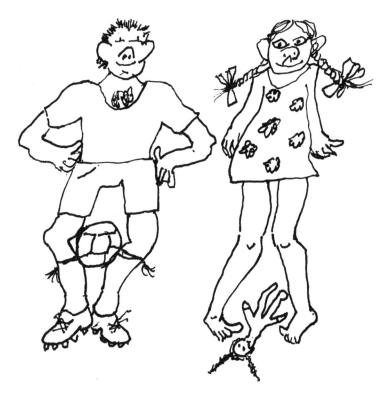

Mercer Rang war einer der grossen international anerkannten Kinderchirurgen unserer Zeit. Er arbeitete am Hospital for Sick Children in Toronto, Kanada, und war Mitarbeiter im Staff von Prof. R. B. Salter, einem anderen Kinderchirurgen mit internationaler Ausstrahlung.

- Mercer Rang zeichnete neben seinem hohen Fachwissen eine wunderbare Portion von Humor und Bescheidenheit aus. Er publizierte 6 Bücher mit verschiedenen Themenkreisen. Neben den fachorientierten Büchern wie „*The growth plate and its disorders*" und „Children fractures" galt seine Liebe der Geschichte der Orthopädie mit den Buchpublikationen „*An anthology of orthopaedics*" und „*The story of orthopaedics*".
- Seine Publikation „*The easter seal guide to orthopaedics*" übersetzten Jochen Löhr und der Schreibende ins Deutsche. Über 5.000 Exemplare wurden von diesem Buch inklusive einer Zweitauflage verkauft.
- Bob Salter, mit dem Mercer Rang über Jahrzehnte befreundet war, sagte in seiner Abschiedsrede 2003: „He was truly a renaissance man" – ein grossartiges Kompliment.

Sauerbruch – und was er uns noch zu sagen hat

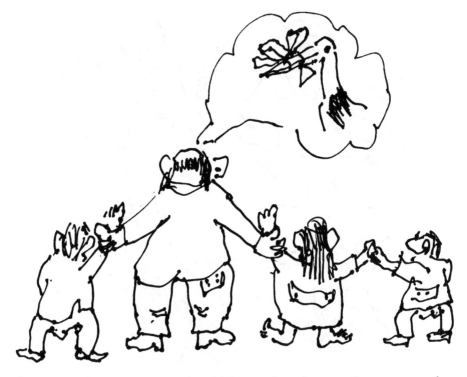

Über 75 Jahre nach Sauerbruchs Ableben sind noch einige Bonmots von ihm bekannt – nicht fachliche, sondern eher „berufsphilosophische".

- Wie einer seiner Oberärzte bei Prof. Sauerbruch vorstellig wird, um ihn zu seiner geplanten Hochzeit einzuladen, lehnt der weise Professor ab und meint: „Da müssen Sie sich nun aber rasch eine neue Anstellung suchen!"
- Es sind zähe Ärzte, die sich mächtig ins Zeug legen müssen, falls sie in der Medizin in Führungsstellen vorstossen möchten.
- Der private Bereich leidet immer wieder ob der dauernden Abwesenheit dieser engagierten Männer. Hut ab vor den Frauen, die dies durchzustehen vermögen.
- Übrigens: Ein prominenter Vorsteher einer grossen orthopädischen Klinik in der Schweiz sagte kürzlich zu seinem Oberarzt, der ihm eine Geburtsanzeige seiner Tochter überreichen wollte: „Es ist doch sinnlos, in der heutigen Zeit Kinder auf die Welt zu stellen." Besagter Direktor hat drei eigene Kinder.

Albert Trillat

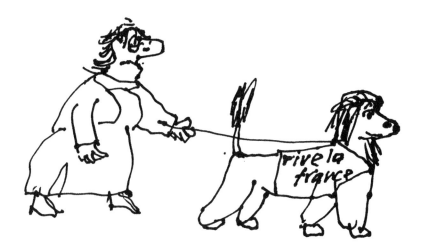

Er war einer der ganz grossen französischen Orthopäden und hat mit O'Donoghue und Slocum in den 70er-Jahren die Kniechirurgie revolutioniert. Grosse Anerkennung erlebte Trillat auch im deutschen Sprachraum. Werner Müller war wohl einer seiner profiliertesten Mitdenker.

- Prof. Trillat war auch ein begabter Lehrer und hat seine Schüler in ganz Frankreich auf Führungspositionen gehievt: H. Déjour wurde sein Nachfolger in Lyon, G. Bousquet wurde Leiter der orthopädisch-traumatologischen Klinik in St. Etienne, P. Grammont in gleicher Funktion in Dijon. J. L. Lerat in Lyon war Trillats Lieblingsschüler und beherbergte Trillat mit seinen Altersgebresten bis zum Tod.
- A. Trillat war auch aktives Mitglied der französischen Résistance im 2. Weltkrieg mit entsprechend vielen, gravierenden Erlebnissen. Wie sich die Frau von Henry Déjour einen deutschen Schäferhund aneignete, musste sie diesen auf Trillats Geheiss sofort wieder abgeben. Zu sehr erinnerte ihn diese Hunderasse an die deutsche Gestapo.
- Grosszügige Ausbildung gab er auch an uns Gastärzte weiter – im Operationssaal, bei Kolloquien in kleinem Kreis. Und zu guter Letzt lud er, spontan wie er war, seine Gäste noch zu einem opulenten französischen Mahl ein.

Heinz Wagner

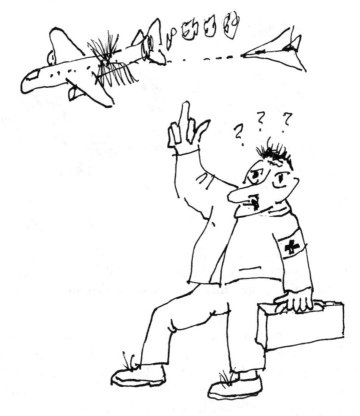

Wer über seine etwas gar ausgeprägte deutsche Art hinwegsehen konnte, war bei Prof. Wagner gut aufgehoben.

- Brillanter Operateur, äusserst innovativer Orthopäde und strenger Vorgesetzter einer ganz auf seine Person ausgerichteten Klinik. Diese Elemente führten Prof. Wagner zu internationalem Ansehen – und dies mit gutem Grund.
- Er war Erfinder von dutzenden neuer Operationstechniken mit Entwicklung von entsprechend geeigneten Instrumenten. Seine periazetabuläre Becken-Osteotomie war operationstechnisch so anspruchsvoll, dass nur wenige Orthopäden diesen Eingriff nachvollziehen konnten.
- Seine politische Gesinnung in den späten 70er-Jahren war schwer fassbar. Sicher war er ein ausgesprochen positiver Patriot. Der willkürliche Abschuss eines südkoreanischen Verkehrsflugzeuges 1983 durch russische Jäger über Sachalin trieb seinerzeit Prof. Wagner zur Weissglut.

Bernhard G. Weber

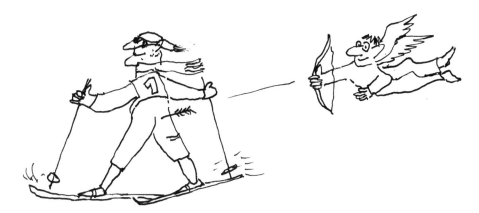

Prof. Weber ist wohl eine der schillerndsten Persönlichkeiten in der schweizerischen Orthopädie und Traumatologie des Bewegungsapparates – im positivsten Sinn.

- Glänzender Operateur, hervorragender Klinikführer, herzlicher Teamplayer mit seinen Mitarbeitern und nicht zuletzt Herausgeber von Massstäbe setzenden Buchpublikationen.
- Dass hinter dem allem eine von Energie und Willenskraft strotzende Persönlichkeit steckte, versteht sich von selbst.
- Als Leiter der orthopädisch-traumatologischen Klinik am Kantonsspital St. Gallen führte er die von seinem Vorgänger, Prof. M. E. Müller, initiierte Arbeit fort und perfektionierte diese noch erheblich.
- Er und seine Klinik genossen hohes internationales Ansehen. Die einzigen, die dies nicht realisierten, waren die Gesundheitsminister des Kantons.
- Das Bild von B. G. Weber, von seinen Mitarbeitern kumpelhaft „Hardy" genannt, wäre unvollständig, wenn wir nicht auch seine sportlichen Ambitionen skizzierten. Als exzellenter Skiläufer wählte er ab und zu einen sich um eine Stelle bewerbenden Assistenten gerade deshalb aus, weil dieser ein guter Skiläufer war. Prof. Weber wollte auch bei den AO-Skirennen mit seiner Klinik „Bella Figura" machen.

Sic transit gloria mundi

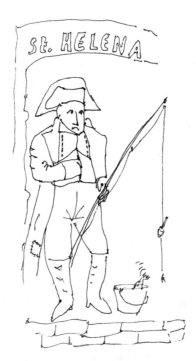

Wenn heute die ca. 145 Ärzte an der Schulthess Klinik gefragt werden, wer Prof. N. Gschwend war, sind wohl nahezu 50 % um eine Antwort verlegen.

- Niemand von den ca. 1.300 Mitarbeiterinnen und Mitarbeitern der Klinik wären an diesem Ort tätig, hätte Prof. Gschwend nicht durch seinen Willen und seine Arbeitskraft diesen so famosen Arbeitsplatz geschaffen.
- Prof. M. E. Müller war vor Jahrzehnten wohl die prominenteste Persönlichkeit in der schweizerischen Orthopädie auch mit internationaler Ausstrahlung. Befragen wir heute die gleichen Ärzte nochmals, so weiss häufig keiner mehr, wer M. E. Müller war. Die meisten sehen in ihm einen Kunstmäzen und Mitbegründer des Klee-Museums in Bern.
- Ein Jahr nach Emeritierung von Prof. M. Allgöwer wussten die Studenten beim Erlernen der sogenannten „Allgöwer-Naht" nicht mehr, wer Prof. Allgöwer war, obwohl sie besagte Nahttechnik aus dem „Allgöwer-Buch" zu erlernen hatten!
- Prof. A. Senning von der Universitätsklinik Zürich war zu seiner Zeit sicher der Top Shot in der Chirurgie und gab diesem Fach in der Schweiz einen neuen Schub. Nach seiner Pensionierung traten wie so oft verschiedene körperliche Gebrechen auf. Nach einer chirurgischen Intervention mit Rückverlegung an das Universitätsspital Zürich, vormals sein Heimspital, fand sich kein Zimmer für Prof. Senning. – Wie rasch schwinden doch Ruhm und Ehre – ja selbst der minimalste Respekt.

Von der Attraktivität der Krankenhäuser

Inhaltsverzeichnis

© Springer-Verlag GmbH Deutschland, ein Teil von Springer Nature 2019
R.-P. Meyer, B. Brantschen, *50 Jahre Orthopädisch-Traumatologische Chirurgie*,
https://doi.org/10.1007/978-3-662-57735-6_7

Die Attraktivität eines Krankenhauses

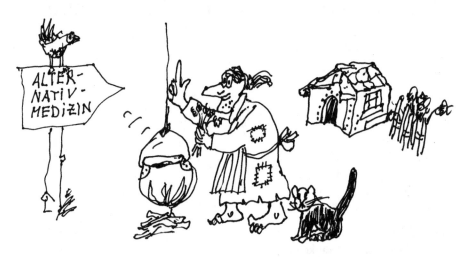

Die Grösse eines Krankenhauses ist Attraktivität und Problematik zugleich.

- Unsinnig gross dimensionierte Krankenhäuser wurden immer wieder gebaut – werden scheinbar immer noch gebaut.
- Allmählich setzt sich jedoch die Erkenntnis durch, dass die Grösse auch grosse Probleme schafft: Führungsprobleme, Kompetenzüberschneidungen, Stellenzunahme, Kommunikationsschwierigkeiten, Transportwegverlängerungen und vieles mehr.
- Wenn für enorme Millionenbeträge ein vom Volk bewilligtes Bettenhochhaus erstellt wird und mit seiner gläsernen Fassade im Morgenlicht glänzt, so täuscht dies nicht darüber hinweg, dass die Betten dieses Bettenhochhauses nicht gefüllt werden können – zu gross!
- Eine Rückkehr zu kleineren Einheiten – in engem Verbund konzipiert – drängt sich auf. So lässt sich auch für Mitarbeiter und Patienten die so notwendige harmonische Atmosphäre schaffen.

Schädigende Krankenhaus-Administrationen

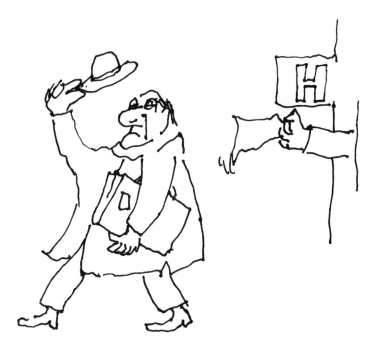

Gute Spitaladministrationen arbeiten auch gut und effizient mit ihrem ärztlichen Personal zusammen.

- Gute Leistungen eines Krankenhauses lassen sich nicht erzielen, wenn sich die Administration und ihr medizinisches Personal in den Haaren liegen. Zuviel Energie wird dabei verpufft.
- Dass vor Jahren Prof. B. G. Weber am Kantonsspital St. Gallen seinen Hut nahm, weil er nach Meinung seiner administrativen Vorgesetzten wegen internationaler Verpflichtungen zu oft an seiner Klinik fehlte, ist das Eine. Tatsache ist aber auch, dass dieses Krankenhaus durch den Verlust von B. G. Weber seine grosse nationale und internationale Strahlkraft weitgehend einbüsste.
- Einem der Nachfolger von B. G. Weber, A. Gächter, ging es ähnlich. Führungskräfte, gerade von höchster fachlicher Qualität, sind immer kantig. Werden zu oft, zu viele solche profilierten medizinischen Persönlichkeiten eliminiert, finden sich diese Krankenhäuser in der Bedeutungslosigkeit wieder.

Sind CEOs Ärztehasser?

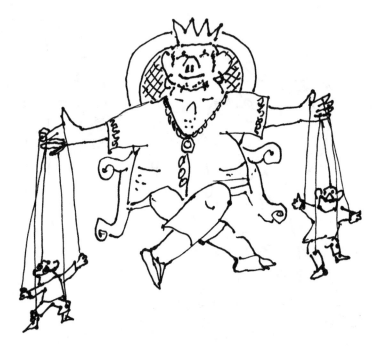

- Eine Analyse bei über einem Dutzend Spitalverwalter, später CEOs genannt, in ihren beruflichen und persönlichen Strukturen über die vergangenen 50 Jahre ergibt ein schillerndes Bild.
- Zuerst waren es *Verwalter*, mit den jeweiligen Chefärzten in meist bestem Einvernehmen funktionierend.
- Später wurden es zunehmend einflussreichere *Direktoren*, die sich gegenüber den Spitalmedizinern zu profilieren versuchten. Die Ärzte wurden mehr und mehr als Untergebene betrachtet.
- Legendäre Machtkämpfe um Anpassung der Entlohnung der nun CEOs genannten Beamten an die Löhne der Chefärzte spielten sich ab, wurden zur Groteske.
- Wie kann eine Person vor der Wahl zum Spitaldirektor fachlich und menschlich beurteilt werden?
- Welche berufliche Ausbildung befähigt eine Person zu dieser administrativen Führungsposition in Krankenhäusern und Kliniken?
- Wieso sollen nicht auch profilierte, erfahrene Mediziner für eine solche Stelle selektioniert werden? Solche gut funktionierende Beispiele gibt es bereits in zunehmender Zahl.

34-jährig und schon Chefarzt

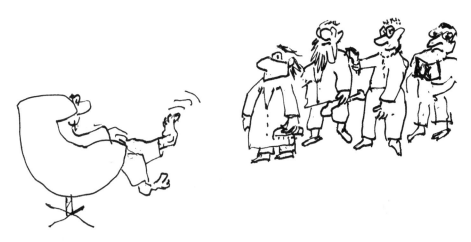

Mut, Selbstüberschätzung, Unerfahrenheit, Ehrgeiz – was auch immer bewegt einen Facharzt für Orthopädie, sich auf die Leitung einer grossen Fachklinik im Alter von 34 Jahren einzulassen?

- Ein chirurgisch tätiger Arzt benötigt Jahrzehnte an Aus- und Fortbildung, um ein akzeptables Können für eine solche Position zu akquirieren.
- Verschiedene Faktoren können ein solches Experiment gleichwohl gelingen lassen:
- Der Gewählte beschränkt sich zur Hauptsache auf seine administrative Funktion.
- Er schart Fachärzte um sich, die die verschiedenen Spezialgebiete abdecken.
- Er selbst beschränkt sich auf Forschungsaufgaben, Weiterbildungs- und Ausbildungsprobleme seines Teams.
- Wie auch immer dieser Weg verläuft, zu bedenken bleibt, dass eine solche Wahl ja eine Amtsdauer von über 30 Jahren implizieren kann – eine Zeitspanne, in der sich das ganze Fach von Grund auf verändern wird.

Hypothese zu einer speziellen Klinikführung

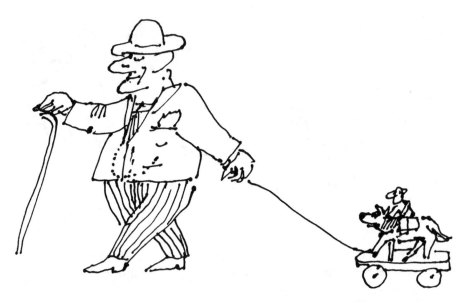

Viele Facherzte, nicht nur in der Orthopädie, werden jährlich in Führungspositionen gehoben.

- Ein Teil dieser Gewählten ist gut ausgebildet und kompetent – menschlich
  und fachlich.
- Ein anderer Teil der gewählten Chefärzte ist fachlich auf gutem Niveau.
  Durch die lange Arbeit im Labor ist ihr praktisches Können jedoch bescheiden. Ihre Führungskompetenz wird durch dieses Manko unterminiert.
- Rein theoretisch ist es auch möglich, dass ein Klinikdirektor ohne grosses
  Fachwissen in einem fraglichen Wahlverfahren in die Führungsposition ge-
  spült wird. Umgibt sich dieser Mann mit guten Fachkräften, so kann er sich
  bei geschicktem, diplomatischem Verhalten über Jahrzehnte an der Klinik-
  spitze halten.

Zu wenig Ärzte? – von wegen

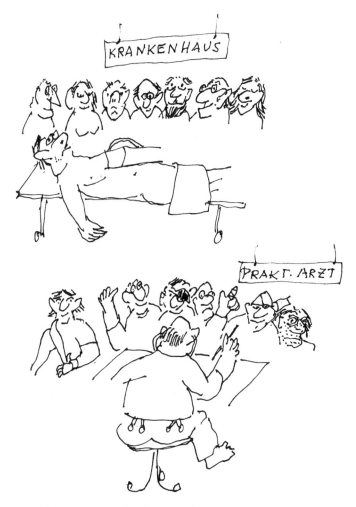

An einem mittelgrossen Krankenhaus in der Region Zürich wird der Briefkopf der Austrittsberichte geschmückt mit der Aufzählung der Kaderärzte an der intern-medizinischen Abteilung.

- Neben dem Chefarzt werden 8 leitende Ärztinnen und Ärzte aufgezählt, davon eine leitende Ärztin ohne Doktortitel.
- Nimmt man in der gleichen Proportion noch die Anzahl der Oberärzte und Assistenten hinzu, kommt man wohl auf eine beachtliche zweistellige Ärztezahl an dieser intern-medizinischen Abteilung.
- Haben all diese Fachleute neben ihrem gesicherten Einkommen auch noch ein substanzielles Krankengut zu betreuen?

Das ideale Team

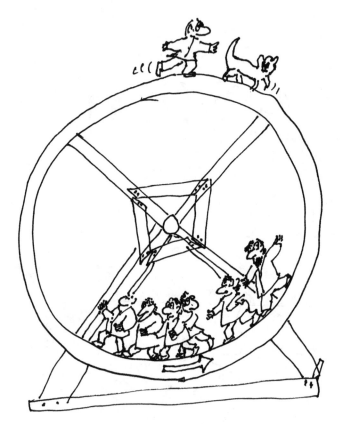

Gemäss Duden steht der englische Begriff „Team" für Gemeinschaft, Arbeitsgruppe, Mannschaft.

- Bei zunehmender Spezialisierung, technischer Diversifizierung ist eine moderne Klinik heute nicht mehr im Solo führbar.
- Will dies ein Klinikvorsteher nicht wahrhaben, wird er über kurz oder lang in die Mediokrität abstürzen. Solche Beispiele gibt es zur Genüge.
- Es gibt jedoch auch die gegenteiligen Perspektiven. Eine Schulthess Klinik wäre nie zu dem geworden, was sie ist, hätte N. Gschwend nicht den kongenialen H. Scheier ins Boot geholt. Auch das Gespann E. Morscher – F. Hefti hat in Basel durch ihre Kollegialität Grosses hervorgebracht. Sogar die starke Führungspersönlichkeit A. Gächter in St. Gallen holte Ch. Lampert in sein Team – zur grossen Bereicherung der Klinik.
- Es gibt Klinikdirektoren, die bleiben als Solisten bis 30 und mehr Jahre auf ihrem Posten, ohne Nennenswertes zu bewegen. 2 Wochen nach ihrem altersbedingten Rücktritt spricht dann jeweils niemand mehr von ihnen.

Die Pflegefachfrau

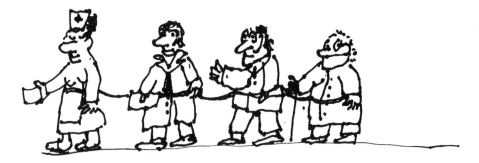

Einer Klinik kann nichts Besseres passieren, als über ein fachlich hochqualifiziertes, in die Ärzteschaft integriertes Pflegeteam zu verfügen.

- Die Pflegefachfrauen sind in der Regel bestens qualifiziert und benötigen eine enge und gute Anbindung ans Ärzteteam.
- Sie verdienen Respekt und Achtung ihrem menschlichen und fachlichen Potenzial gegenüber.
- Eine Visite ohne korrekten Einbezug der Pflegerinnen durch die zuständigen Ärzte ist ein Armutszeugnis und auch eine Respektlosigkeit gegenüber dem Pflegepersonal.
- Ein Assistent hat keinen Grund, wegen seiner Ausbildung einen Dünkel gegenüber den Pflegenden zu zeigen.
- Es ist um einiges einfacher, einen Arzt zu ersetzen als eine Abteilungsschwester.
- Ein eindrückliches Exempel haben wir mit der sofortigen Entlassung eines sich gegenüber den Pflegenden überheblich und arrogant benehmenden Assistenten statuiert. Der betroffene Arzt brachte es später nie auf einen grünen Zweig.

Die Sekretärin

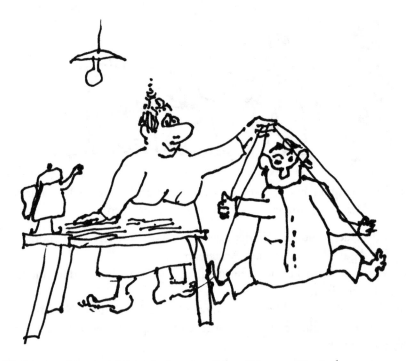

Viel belastet, oft unterschätzt sind unsere Sekretärinnen. Sie sind von einem präzise laufenden Sprechstundenbetrieb nicht wegzudenken.

- Wer einmal mit wenig tüchtigen Sekretärinnen zusammenarbeiten musste, weiss den Stellenwert solcher brillanter Kräfte nicht hoch genug einzuschätzen.
- Sie tauchen manchmal aus dem Nichts auf, arbeiten an unserer Seite und sind für unsere Alltagsarbeit unersetzlich.
- Es gibt Sekretärinnen, ohne die ihr Vorgesetzter gar nicht mehr funktionieren könnte. Sie regeln den Betrieb ohne grosses „Trara". Sie sind einfach da, als erste, und sie gehen meist als letzte.
- Eines sollte korrigiert werden. Es genügt nicht einfach, gute Sekretärinnen zu Chefsekretärinnen zu befördern. Es sollte dann durch die Administration auch die Entlohnung gebührend angepasst werden.

Radiologie

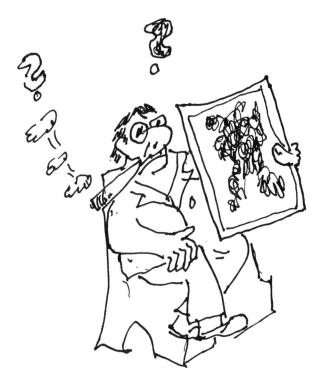

Heute sind die Radiologen keine reinen Röntgenbild-Erklärer mehr. Das war einmal.

- Die Radiologie hat sich in „zig" Spezialgebiete und Subspezialgebiete aufgeteilt. Die Radiologie entwickelt sich gleich, wie alle anderen medizinischen Fachbereiche. Das hat auch seinen Preis.
- An einem grösseren Krankenhaus findet sich heute nicht selten eine Röntgenabteilung mit 40 und mehr Radiologen. Allein die Lohnkosten dieser Truppe sind schwindelerregend.
- Die gut ausgebildeten, engagierten Radiologen sind nicht nur im Team mit den Extremitätenchirurgen eine grosse fachliche Stütze. Sie bereichern unser Fach immer wieder mit neuen Techniken.
- Es gibt auch die radiologischen Mitläufer, die als mehr oder weniger gute Röntgenbildbetrachter im Einsatz sind. Unvergessen ist der nette, aber fachlich schmalbrüstige Radiologe, dessen Standardsatz bei einem ihn überfordernden Röntgenbefund lautete: „Könnte sein, könnte auch nicht sein!"

Das Klinikarchiv

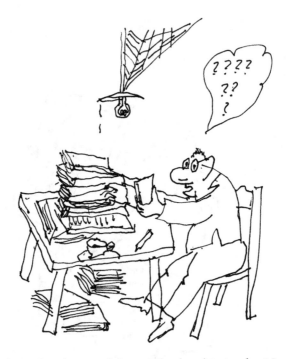

Ein gut und über Jahrzehnte geführtes Klinikarchiv ist das Herz einer Klinik. Vielleicht tönt dies etwas vermessen, doch ist ein solches Langzeitarchiv der Spiegel einer Klinik, die Dokumentation von guter Arbeit – oder eben von schlechter.

- Es gibt wenige Kliniken, die ein sauber geführtes Archiv über Jahrzehnte zu erhalten vermögen. Zu stark ist der Druck von aussen.
- Die Krankenhausverwaltung will die finanziellen Ressourcen nicht mehr freigeben und sieht ohnehin den Wert einer solchen Langzeitdokumentation nicht ein. Diese wirft ja nichts ab!
- Es gibt auch Ärzte, die wollen ihre eigenen postoperativen Resultate auf lange Sicht gar nicht wissen. Es könnte ja sein, dass sie an einer von ihnen seit Jahren praktizierten Operationstechnik nicht mehr festhalten könnten.
- Immer wieder und immer häufiger werden kaum stichhaltige Argumente gegen eine Langzeitarchivierung vorgebracht: zu hoher Raumbedarf, zu hohe Personalkosten, zu geringer PR-Effekt, ja sogar toxische Emissionen von Röntgenbildern werden als Argument zur Aufhebung der Archive vorgebracht.
- Zu allem Übel besteht eine gesetzlich festgelegte Aufbewahrungspflicht lediglich für 10 Jahre. Eine Steigerung bis 20 Jahre stösst auf Widerstand von verschiedensten Seiten.
- Und wenn wir fachlich integer sein wollen, darf es gar keine Zeitlimits geben. Die Dokumentation von Patientendossiers hat lebenslänglich zu erfolgen.

Retter des Klinikarchives

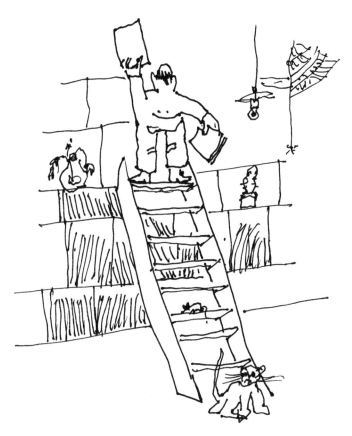

Archivierung von medizinischen Daten ist eine fragile Sache. Verschiedene Interessen prallen aufeinander. Die Spitaladministration stört sich an der finanziellen Belastung der Klinik – räumlich, materiell, personell. Die medizinische Seite lässt betrüblicherweise oft den Impetus für eine Langzeitdokumentation vermissen, aus welchen Gründen auch immer.

- Die orthopädische Universitätsklinik Balgrist Zürich war über Jahrzehnte bekannt für eine fabelhafte klinische und radiologische Dokumentation der Krankendossiers bis in ihre Gründerjahre zurück.
- An der Schulthess Klinik Zürich wurde, dank Prof. N. Gschwend und seinen Mitarbeitern, von 1962 bis heute jedes Krankendossier mit seinen Röntgenbildern lückenlos aufbewahrt.
- Nach dem Rücktritt des Klinikleiters wurden von der damaligen Administration Begehrlichkeiten für die Archivräume mit Aufhebung der Langzeitdokumentation geäussert. Dank dem Dokumentationsleiter misslang dieses Vorhaben. Wir können ihm dafür nicht dankbar genug sein.

Der Jahresbericht

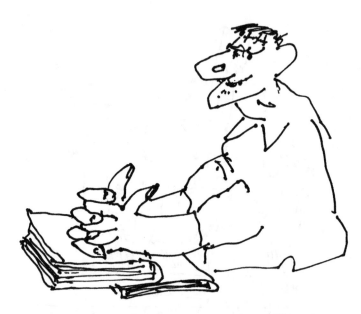

Sinn der Jahresberichte einer Klinik ist es unter anderem, den geleisteten Arbeitsaufwand einer Abteilung zu dokumentieren.

- Bei den chirurgischen Disziplinen werden jeweils die einzelnen Eingriffe – nach Art und Körperregion unterteilt – aufgelistet.
- Die orthopädisch-traumatologische Abteilung eines Kantonsspitals erbrachte jährlich ein Operationstotal von ca. 4.600 Eingriffen. Die viszeral-chirurgische Abteilung schaffte jährlich ca. 2.400 Operationen.
- Dies liegt ja in der Natur der Sache, das heisst der Anatomie. Es gibt nur eine Gallenblase, jedoch zwei Kniegelenke, zwei Hüften etc.
- Unschön ist es jedoch dann, wenn der Leiter der Weichteilchirurgie seine Statistik beschönigt, indem er Handgelenks- und Wirbelsäulen-Operationen auf sein „Konto" transferiert.

Was wäre unsere Gesellschaft ohne Endoprothetik?

Inhaltsverzeichnis

© Springer-Verlag GmbH Deutschland, ein Teil von Springer Nature 2019
R.-P. Meyer, B. Brantschen, *50 Jahre Orthopädisch-Traumatologische Chirurgie*,
https://doi.org/10.1007/978-3-662-57735-6_8

Was wäre unsere Gesellschaft ohne Endoprothetik?

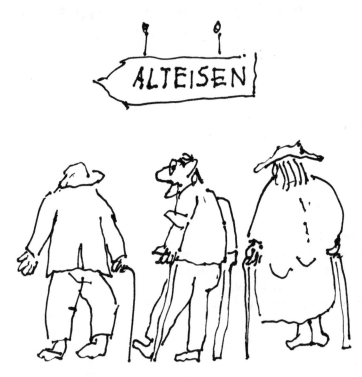

Es ist ja nicht so – je mehr Kunstgelenke implantiert werden, desto glücklicher ist das Volk.

- Über 20.000 Hüfttotalprothesen jährlich, mehr als 16.000 Knietotalprothesen, 1.500 Schultertotalprothesen pro Jahr in der Schweiz zeigen die Entwicklung auf.
- Auch wenn alle Operationsindikationen korrekt sein sollten, die Implantationen korrekt durchgeführt werden, bleibt doch ein ungutes Gefühl bei diesen hohen Zahlen.
- Die „Prosthesis for life" ist noch nicht auf dem Markt, auch wenn wir uns diesem Ideal zusehends nähern. Ein Totalprothesenwechsel ist aufwendig und komplikationsträchtiger als die Primärimplantation. Hämatogen gestreute Infekte sind möglich. Bei einem Sturz werden die periprothetischen Frakturen zu einer Sache für den Spezialisten.
- Die hohe Implantat-Dichte sagt auch etwas aus über den Zustand unserer Gesellschaft. Oft wäre es wohl besser, wenn noch tolerierbare Schmerzen einige Zeit länger ertragen würden, wenn auch ein leichtes Schonhinken den Patienten nicht einfach lächerlich machen würde. Wunschdenken? Vielleicht einmal Realität nach einem Umdenken?

Beeindruckende Fortschritte in der Orthopädie/Traumatologie

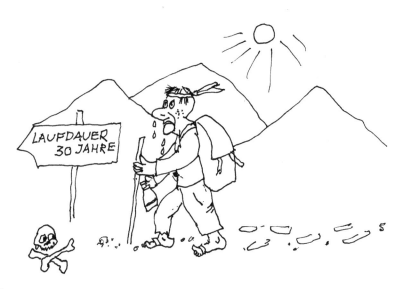

In den vergangenen 50 Jahren hat sich eine gewaltige Entwicklung in der Extremitätenchirurgie manifestiert.

- War in der zweiten Hälfte der 60er-Jahre die Implantation einer Hüft-Totalprothese eine aufwendige Sache, gar nicht zu reden von der Sanierung eines allfälligen Infektes, ist sie heute Routine, wenn auch nach wie vor eine anspruchsvolle Routine.
- Wie Prof. Gunston auf Einladung von Prof. M. E. Müller 1973 in Bern seine Doppelschlitten-Knie-Totalprothese vorstellte und in Live-Übertragung implantierte, ging ein ehrfürchtiges Raunen durchs Publikum. Weniger Ehrfurcht erregend war dann der Ausbau dieser Knieprothese einige Monate nach Primärimplantation.
- Heute ist die Endoprothetik auf spektakulärem Niveau. Die Langzeitresultate sind beeindruckend und übersteigen bei Hüft-Totalprothesen nicht selten eine Laufdauer von 30 Jahren und mehr.
- Was die AO – Arbeitsgemeinschaft für Osteosynthese – in der Traumatologie erreicht hat, ist eine Kollektivleistung, die nicht hoch genug eingeschätzt werden kann.
- Die Arthroskopie, die Wirbelsäulenchirurgie, die mikroskopische Chirurgie auf verschiedenen Gebieten sind weitere Meilensteine.
- Und nicht zu vergessen, auch die Rückkehr zur konservativen Therapie wie beispielsweise beim Klumpfuss und – so es denn auch so ist – bei der vorderen Kreuzbandplastik und der Meniskusläsion ist ein grosser Fortschritt.

40 Jahre Hüft- und Knieendoprothetik

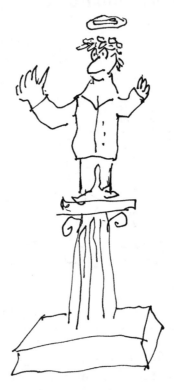

Ein exzellenter orthopädisch-traumatologischer Chirurg implantierte bis zu seinem Rücktritt ca. 4.000 primäre Hüft- und Knie-Totalprothesen. Dazu kamen zusätzliche etwa 500 Prothesenwechsel. Der Praxisnachfolger dieses Chirurgen hat 8 Jahre nach dessen Rücktritt ganze zwei Hüft-Totalprothesen aus diesem Patientenkollektiv wechseln müssen.

- Was lässt sich aus diesen trockenen Zahlen herauslesen?
- Dieser orthopädische Chirurg durchlief eine exzellente Ausbildung.
- Dieser orthopädische Chirurg verfügt über ein hohes handwerkliches Können und eine ausserordentlich disziplinierte Arbeitsweise.
- Dieser orthopädische Chirurg sass kaum je einer sogenannten viel versprechenden „Neuentwicklung" bei Hüft- und Knieprothesen auf.
- Dieser Orthopäde verdient vonseiten seiner Kollegen wie auch vonseiten seiner Patienten allerhöchste Anerkennung.
- Es wird immer wieder solche Ausnahmekönner in unserem Fach geben. Wir müssen Sorge tragen zu solchen Ärzten und sollten sie nicht in den alltäglichen Krankenhausspannungen zermürben lassen. Solche Leistungen beglücken viele Patienten und reduzieren unsere Gesundheitskosten gewaltig.

Der Krematoriummitarbeiter und seine Coxarthrose

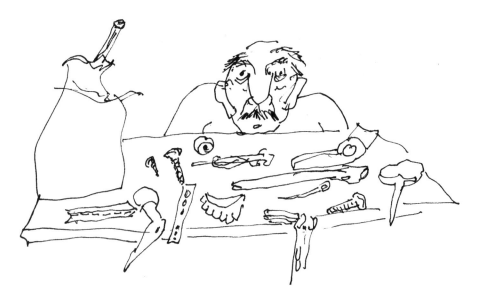

In den 70er-Jahren war die Implantation einer Hüft-Totalprothese noch nicht eine so gängige Operation wie heute. Verschiedenste Prothesenmodelle kämpften um die Vorrangstellung auf dem Markt.

- Ein 61-jähriger Mann mit einer klinisch und radiologisch markanten Coxarthrose meldete sich 1978 in der Sprechstunde. Die Indikation zum Gelenkersatz an der Hüfte war gegeben.
- Als Mitarbeiter am Krematorium wollte er sich jedoch bei der Wahl des Prothesenmodelles mit seinem bei der Arbeit akquirierten Fachwissen einbringen.
- Aus einer grossen Plastiktüte zog er einen Hüftprothesentyp nach dem anderen hervor und zeigte die verschiedenen, noch von Asche belegten Modelle. Wir konnten uns schlussendlich dann friedlich auf ein bewährtes Konstrukt einigen.

Fehlkonstruktion einer Hüft-Totalprothese

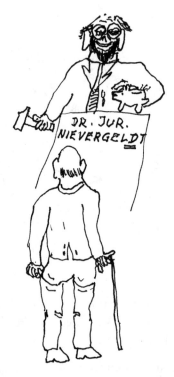

Den medizinaltechnischen Firmen war und ist es immer ein Bedürfnis, neue Produkte auf den Markt zu werfen. Dass dabei nicht nur wohltätige Gedanken, sondern auch materielle Interessen mitspielen, ist Fakt.

- Oft wird der notwendige Zeitzyklus zur Erprobung neuer Endoprothesenmodelle modifiziert, das heisst abgekürzt: Ein Konkurrent könnte ja mit seinem Produkt zuvorkommen!
- Eine unglaublich beschämende Haltung manifestierte sich in den letzten Jahren bei einer Grossfirma mit entsprechenden finanziellen Reserven.
- Die Neuentwicklung einer Hüft-Totalprothese im Hals-/Kopfbereich war ein absoluter Flop. Hohe, ja höchste Revisionsraten bestätigen dies eindrücklich.
- Statt die Fehlleistung zu deklarieren und auf entsprechende Patientenforderungen einzugehen, setzte die Firma ihren mächtigen und teuren Juristenapparat in Gang. Diesem gelingt es bis heute, jede Haftung abzuschmettern.
- Eine ganz betrübliche Facette des Abgleitens der Medizin in die kalt-materielle Sphäre.
- Hier könnte auch die Funktion der „Swissmedic" – der FDA der Schweiz – hinterfragt werden. „Swissmedic" ist für die Zulassung der Implantate zuständig. Solche Flops dürften nicht passieren.

Endoprothesen-Dichte in der Schweiz

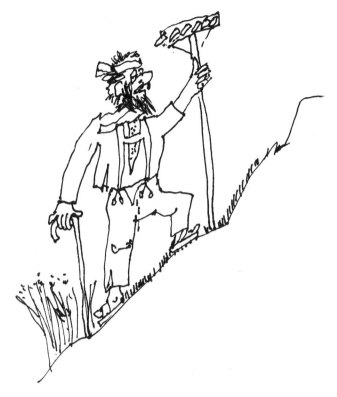

In der Schweiz gibt es Studien, die konkret aufzeigen, wie hoch die Implantationsrate von Kunstgelenken – auf die verschiedenen Kantone verteilt – ist.

* Es wäre anzunehmen, dass in den Bergkantonen am meisten Hüft- und Knie-Totalprothesen implantiert werden. Dort wird ja der Mensch schon von Jugend auf in Landwirtschaftsbetrieben körperlich hart gefordert.
* Dem ist nicht so! Am häufigsten werden Kunstgelenke dort implantiert, wo sich die höchste Dichte von Privatpatienten findet – eine traurige Statistik.
* Es ist stossend, dass es einen Unterschied ausmacht, ob man allgemein- oder privat-versichert ist. Der Privatpatient ist exponiert. Auch wenn die klinischen Symptome noch nicht zwingend einen prothetischen Ersatz fordern, wird die Indikation zur Implantation eines Kunstgelenkes gestellt.
* Schuldzuweisungen in dieser Causa sind problematisch:
  - Viele Patienten wollen unbedingt eine Operation.
  - Spitaldirektoren wollen Ärzte haben, die möglichst viel Cash ins Spital bringen.
  - Und – „last but not least" – ist eine Bereicherungstendenz bei den Operateuren nicht von der Hand zu weisen.

Einige maliziöse Gedanken

Inhaltsverzeichnis

© Springer-Verlag GmbH Deutschland, ein Teil von Springer Nature 2019
R.-P. Meyer, B. Brantschen, *50 Jahre Orthopädisch-Traumatologische Chirurgie*,
https://doi.org/10.1007/978-3-662-57735-6_9

Das beste Gesundheitssystem

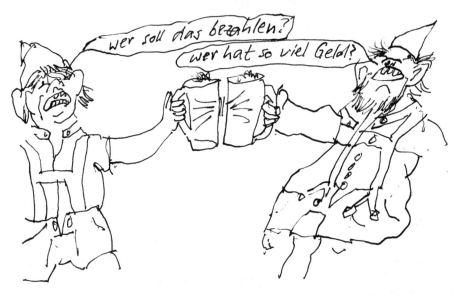

Wer den Begriff „das Beste, der Beste" in den Mund nimmt, ist schon fast verloren. Auf jeden Fall gehört er sicher nicht oder nicht mehr zu den Besten.

- Wer will einer Person, einer Institution, die sich selbst als die Besten bezeichnen, noch etwas beibringen?
- Und ist der wechselseitige Informationsfluss einmal kupiert, wird er sich so schnell nicht wieder aufbauen lassen.
- Das schweizerische Gesundheitswesen wird häufig als eines der weltweit besten bezeichnet. Daran mag etwas wahr sein. Doch dieses Gesundheitssystem braucht heute einen gewaltigen neuen Schub, nicht so sehr bei den fachlichen Perspektiven, sondern vielmehr bei der Zukunftsgestaltung der finanziellen Belastung.
- Entweder wir lassen die Sache so weiterlaufen, bis die finanzielle Belastbarkeit für den Einzelnen nicht mehr zu tragen ist, und der „Zug an die Wand fährt". Oder aber wir packen dieses Problem konsequent an: Sorgfältige Pflege des Hausarztsystems, Schaffung einer Einheitskasse, um das ganze administrative Personal zu reduzieren, Reduktion der Spitzensaläre, keine Zulassung ausländischer Ärzte mit nicht adäquater Ausbildung und fehlender Sprachkenntnis, keine ständige Planung von Spitalneubauten in Milliardenhöhe. Dies nur einige Gedankenansätze, die ja alle bereits bestens bekannt sind, aber auf ihre Realisierung warten.

Hurra, die Gesundheitskosten steigen

F. Hefti

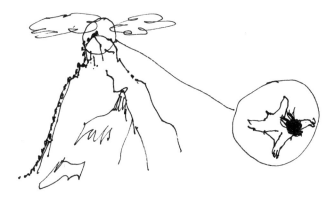

In einem brillanten Beitrag in dem bei Springer 2015 erschienen Buch „Extremitätenchirurgie im Wandel" hat Prof. Fritz Hefti in seinem Kapitel mit dem ironischen Titel „Hurra, die Gesundheitskosten steigen – dem Wettbewerb sei Dank" die verschiedenen Problemstellungen und deren möglichen Lösungen in der für ihn typischen intellektuellen Vorgehensweise skizziert.

Weshalb ist Krankheit in der Schweiz so teuer?

- Überalterung der Bevölkerung
- Steigerung der medizinisch technischen Möglichkeiten
- Zu grosse Ärztedichte
- Zu hohe Einkommen von Ärzten
- Überangebot an Spitälern
- Seltener: Das veränderte Verhältnis der Bevölkerung zu Krankheit und Gesundheit
- Als weitgehend unbekannter Faktor: Unser schweizerischer Hang, alles so kompliziert wie nur möglich zu machen.
- Die massive Bevölkerungszunahme mit nahezu Verdoppelung der Bevölkerungszahl in der Schweiz seit 1950.

Schritt für Schritt analysiert F. Hefti die einzelnen Probleme und legt auch substanzielle Lösungsvorschläge vor. Ernüchtert schreibt Hefti zum Schluss seines Beitrages zum Thema – Wie könnte man gleichzeitig die Kosten in den Griff bekommen und die Qualität verbessern? „Dennoch wird ein solches System in der Schweiz nie eingeführt werden, denn wer will schon eine heilige Kuh schlachten? Eher würde man das Matterhorn an die Italiener verkaufen, als ein derartiges Sakrileg zu begehen!"

Der Beitrag von F. Hefti ist 3 Jahre nach Erscheinen immer noch lesenswert und auch heute noch brandaktuell.

„Was wosch Buecher schriibe – si si ja verautet, we si use chäme"

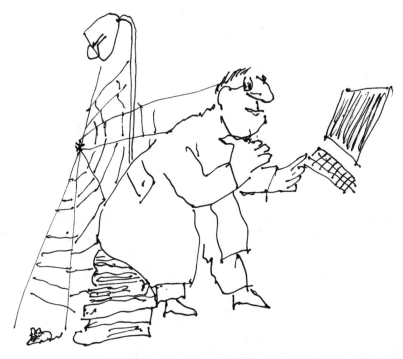

- In wunderschönem, breitestem Berner Dialekt wurde ich von einem prominenten Schweizer-Orthopäden vor längerer Zeit darauf aufmerksam gemacht, dass Bücherschreiben eine aufwendige Sache sei und in unserer heutigen, digitalisierten Fachwelt kaum mehr Sinn mache.
- Heute würden alle Fachinformationen ins Netz gestellt und seien so jederzeit auf neuestem Stand abrufbar, meinte dieser Orthopäde.
- Naja – so gut: In ca. 35 Jahren 20 Fachbücher in Orthopädie-Traumatologie publiziert, nahezu 17.000 Exemplare verkauft – so etwas spricht doch eine andere Sprache.
- Und zum Schluss noch „eins drauf": „Heute liest doch niemand mehr Fachbücher". Zitat eines ehemaligen viszeral-chirurgischen Kollegen.

Gesellschaften

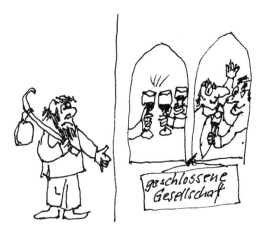

Offiziersgesellschaft, Schützengesellschaft, Bankgesellschaft, Fluggesellschaft – unzählige solche Gesellschaften existieren mit mehr oder weniger grosser Bedeutung.

- Es gibt auch die Schweizerische Gesellschaft für Orthopädie-Traumatologie, nun auf Neudeutsch in Swiss Orthopaedics umgetauft.
- Gesellschaften vertreten im Allgemeinen die Interessen Ihrer Mitglieder. Sie fassen Beschlüsse, koordinieren Kongresse, wahren die Ausbildungsinteressen ihrer Neumitglieder.
- Auch die Gesellschaften sind stark von ihren Präsidenten/Führungspersönlichkeiten bestimmt. Prof. N. Gschwend hatte in seiner damals noch 3-jährigen Präsidentschaft eine fein führende Hand, und seine Vielsprachigkeit wirkte sich auch positiv auf die drei Landesteile aus.
- Prof. B. G. Weber war zwar Vizepräsident, wollte dann die ihm hierarchisch zustehende Rolle als Präsident – aus welchen Gründen auch immer – nicht übernehmen.
- In der SOFCOT, dem französischem Pendant zu Swiss Orthopaedics, finden sich ähnliche Ups und Downs. Zentralistisch ausgerichtet besteht bei den Franzosen schon immer ein Übergewicht der Pariser-Schule. Viele der ganz fähigen französischen Orthopäden, nicht der Pariser-Schule angehörend, blieben der SOFCOT bewusst fern und traten der Gesellschaft – wenn überhaupt – erst nach langen Jahren auf Einladung bei. Jean-Luc Lerat und Paul Grammont sind solche prominente Persönlichkeiten, die ob bewusst oder unbewusst, durch die Pariser-Schule von der SOFCOT fern gehalten wurden.

Quintessenz:
Es geht wohl auch ohne Mitgliedschaft in einer grossen Gesellschaft. Besser sind möglicherweise kleine, spezialisierte Gruppen, die sich durch persönliche Beziehungen und Inputs vorwärts treiben.

Ärztinnen retten mehr Leben als Ärzte

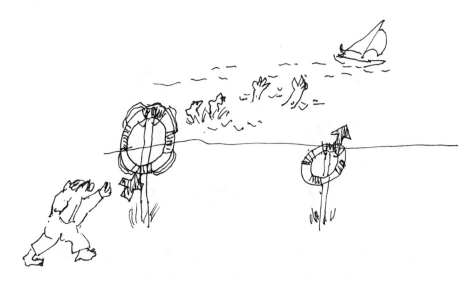

So stand es vor kurzem in einer schweizerischen Tageszeitung.

- So etwas kann nur ein Journalist schreiben, der mit der Materie nicht vertraut ist, der mit seinem Beitrag ein Catch Eye setzen will.
- Wie ist das überhaupt möglich, eine solche Behauptung zu beweisen? Wo kann mit Statistiken dies untermauert werden?
- Wie kann man solches an einer intensiv funktionierenden Notfallaufnahme mit bekanntlich geschlechtlich gemischtem Team nachweisen? Weiblicher Anästhesist, männlicher Chirurg oder umgekehrt! Auch lässt es sich schwer vorstellen, dass eine Ärztin bei einem intern-medizinischen Patienten den Infusionstropf lebensbejahender einstellt wie ihr männlicher Kollege.
- Man sollte solchen Journalismus stoppen. Er verwirrt lediglich eine zum Teil unkundig/gläubige Leserschaft.
- Dass Ärztinnen einen grossen Gewinn für die Medizin bedeuten, das streitet wohl niemand ab. Mit vier Ärztinnen in der eigenen Familie lässt sich dies sehr wohl beurteilen.

AO – Arbeitsgruppe für Osteosynthese

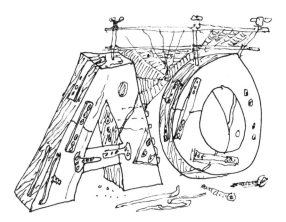

1958 starteten einige namhafte Schweizer-Orthopäden/Traumatologen eine Arbeitsgruppe mit dem Kürzel „AO", die in der Folge rasch zu weltweiter Verbreitung und auch weltweitem Ruhm gelangte.

- Der Ansatz dieser AO war bestechend einfach: Analyse von Frakturen, Indikation zur Osteosynthese, Standardisierung der chirurgischen Behandlungsverfahren, Kreation von neuen, adaptierten Implantaten und sorgfältige Nachsorge über Jahre.
- Der positive Effekt dieser AO-Gruppe war gewaltig. Die Auswirkungen auf die Frakturbehandlung wurden international realisiert, die Techniken übernommen. Die AO wurde rasch auch bei den Knochenimplantaten führend.
- Auch nahezu 60 Jahre nach Gründung ist die AO nach wie vor da und im Geschäft. Durch ihren Bekanntheitsgrad wurde sie zum Anziehungspunkt für viele namhafte und auch weniger versierte Orthopäden und Traumatologen – national und international.
- Nach Jahrzehnten setzte auch allmählich ein gewisser Verwässerungseffekt ein. Der anfängliche Drive liess, wie man dies ja oft bei Innovationen sieht, etwas nach. Eine gewisse Überheblichkeit schlich sich ein. Wer wollte schon einen Wissenstransfer bei einer Organisation suchen, die von sich behauptete, sie sei die Beste der Besten.
- So verpasste die AO substanzielle Implantatentwicklungen wie beispielsweise den Prévot-Titannagel, den Gamma-Nagel und ähnliches mehr. Die AO-isten rannten oft den Neuerungen hinterher.
- Und doch hält die AO diesem Auf und Ab stand. Sie wird sich auch wieder ein wenig neu erfinden müssen, um neuen Schwung zu kriegen. Von reinen Trittbrettfahrern sollte sie sich möglichst befreien.
- Inwieweit die AO sich seit ihrer Übernahme durch eine US-Firma noch selbstständig behaupten kann, wird sich weisen müssen.

Gelobt sei, was Gewinn bringt

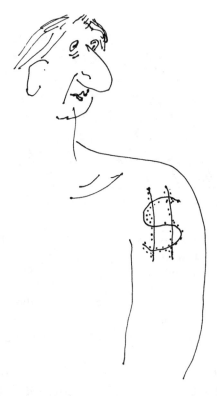

Die Boni unserer Banker werden zunehmend kritisch hinterfragt – mit Recht.

- Wenn ein exzellenter Wirbelsäulenchirurg eine komplexe Halswirbelsäulen-Affektion für 30.000 Schweizer Franken chirurgisch perfekt saniert, ist das o.k.
- Wenn ein Schulterchirurg eine primär banale Rotatorenmanschetten-Läsion für 29.000 Schweizer Franken operiert und der Zustand postoperativ schlechter ist als präoperativ, ist das nicht o.k.
- Wenn derselbe Schulterchirurg denselben Patienten für 29.000 Schweizer Franken ein zweites Mal operiert und die Gesamtsituation postoperativ inklusive Nervus-axillaris-Neuropraxie noch schlechter ist als nach der Erstintervention, ist das alles andere als o.k.

Angreifbar sind solche Chirurgen in unserem heutigen Medizinalsystem kaum. Es gibt immer Ausflüchte und Erklärungsmöglichkeiten vonseiten des Chirurgen. Juristische Ränkespiele würden mit viel Kosten den involvierten Chirurgen „aus der Pfanne hauen".

Es ist an der Zeit, solche protektionistischen Systeme zu durchbrechen. Tun wir Chirurgen es nicht, werden uns die Patienten sagen, wo es lang geht.

Goldene Fallschirme – selbst gestrickt

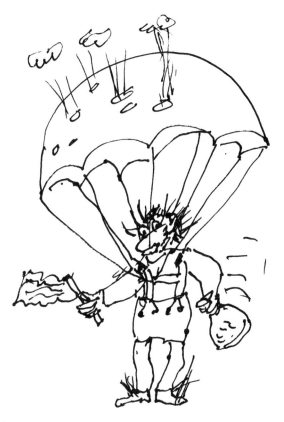

Es ist niemandem zu verübeln, wenn er sich nach seiner finanziellen Decke streckt. Es stellt sich bloss die Frage, auf welchem materiellen Level dieses „sich strecken" stattfindet.

- Mit aller Kraft streben ehrgeizige Ärztinnen und Ärzte zu Beginn ihrer Karriere nach „Ehre und Ruhm".
- Haben diese dann das von ihnen angestrebte Niveau einmal erreicht, wird's oft etwas ruhiger in deren wissenschaftlichen Aktivitäten.
- Im Getriebe der Bürokratie an den grossen Krankenhäusern werden diese Top-Shots dann allmählich weichgeklopft. Mit schelen Augen vergleichen sie ihre universitären Saläre mit den Einkommen ihrer Kollegen an Privatkliniken.
- Droht dann noch die zeitlich absehbare, reglementarisch verfügte Pensionierung, ist der Schritt zur Aufgabe der so heiss erkämpften universitären Kaderposition ein kleiner.
- Die wissenschaftlichen Ambitionen, die Identifizierung mit ihrer Kaderstelle werden ganz plötzlich weggespült vom profanen materiellen Begehren.

Sponsoring – eine Fallgrube?

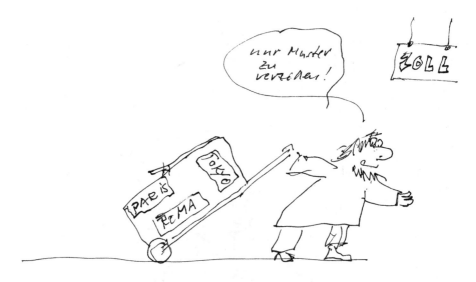

Einkaufstourismus.

In medizinischen Spezialgebieten mit hochtechnisierten Eingriffen ist eine enge Anbindung an die entsprechenden medizinaltechnischen Firmen ein Muss. Der Wandel im Eingriffskonzept, bei den Implantaten, bei den aufwendigen, zeitgerechten präoperativen Anlieferungen dieser Implantate wird zunehmend anspruchsvoller. Nicht selten sind die Firmenberater derart kompetent und hilfsbereit, dass sie oft beim Eingriff am Operationstisch beratend mitassistieren – eine Bereicherung für alle.

- Solange diese Firmenunterstützung Arzt- und Patienten-orientiert ist, profitieren alle.
- Es besteht jedoch eine nicht unproblematische Grauzone bei dieser Anbindung an die medizinal-technischen Firmen. Ziel der Firma ist, ihr Produkt möglichst weiträumig zu vermarkten, was völlig legal ist. Einzige Voraussetzung, das angebotene Produkt muss einen Fortschritt darstellen und die operativen Variablen erweitern.
- Dies ist leider nicht immer der Fall, kann es auch nicht sein. Wird dann ein erwiesenermassen problematisches Implantat mit zusätzlichen Massnahmen gefördert, kann es gefährlich werden.
- Ein Beispiel: 1975 entwickelte der Franzose Lord ein neues Hüft-Totalprothesenmodell mit der sogenannten Lord-Schraubpfanne. Es handelte sich dabei um ein ausgesprochen grosses, wenn nicht überdimensioniertes Pfannenimplantat, bei dem notgedrungen eine erhebliche Knochensubstanz am Azetabulum geopfert wurde.

- Prof. H. Scheier, der damalige Chefarzt der Schulthess Klinik Zürich, warnte schon sehr früh vor den Spätfolgen mit Pfannenlockerung bei diesem Produkt. Die grossen Probleme beim Hüftgelenksersatz entstünden generell am Becken und nicht am Schaft. Prof. Scheier sollte Recht behalten.
- Bei rückläufigen Verkaufszahlen der Lord-Pfanne begann die Firma die PR-Aktionen zu puschen. Gratisflüge nach Paris mit Besichtigung des Betriebes und weitere Annehmlichkeiten wurden offeriert. Nicht wenige Orthopäden blieben der Lord-Pfanne dann treu, mit den bekannten unangenehmen Spätfolgen für den Patienten. Ein Sponsoring der unguten Art!

Mobbing – oder „um Neid musst du hart kämpfen, Mitleid kriegst du geschenkt!"

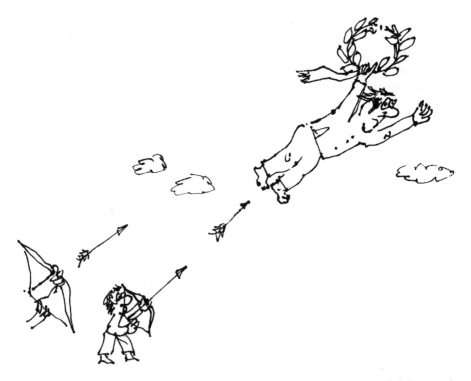

- Auch wenn dieser Begriff heute für vieles missbraucht wird und daher auch ein wenig „abgewetzt" daherkommt, findet sich Mobbing doch in unangenehmster Form auch im Gesundheitswesen.
- Ärzte in Führungspositionen sind meist profiliert und daher oft auch kantig. Sind sie fachlich gut, wird die kantige Seite zum Teil akzeptiert. Sind sie erfolgreich, wächst der Neid bei den anderen Klinikvorstehern. Sind sie sehr erfolgreich, werden sie gemobbt.
- Mobbing ist wie das Hacking in unserer digitalisierten Welt. Es kann enorm viel Schaden damit angerichtet werden. Die Täter bleiben meist im Dunkeln.

Ärzte-Bashing

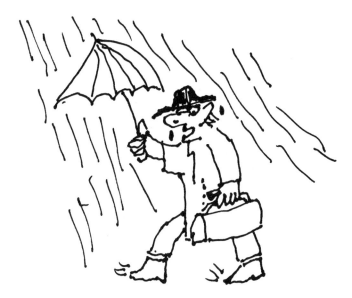

- Als Ärzte im Wallis in dichtem Schneetreiben zu Fuss am Schwanz eines Maulesels sich ziehen lassend zu einer Hausgeburt ins Bergdorf gingen, war Ärzte-Bashing noch kein Thema.
- Als Ärzte im Oberaargau Hausbesuche als selbstverständlich empfanden und sie in ihrem alten Mercedes mit Lederhandschuhen gesteuert beim Patienten eintrafen, war Ärzte-Bashing noch kein Thema.
- Heute ist Ärzte-Bashing all überall. Statt sich darüber zu empören, wäre ein kurzer Marschhalt zum Reflektieren der Ursachen dieses Bashings wohl sinnvoll.
- Rosinenpickerei beim Patientengut, rasch gestellte, zweifelhafte Operationsindikationen, übertriebene Operationshonorare an Kliniken, auch das Herumfahren mit sinnlos teuren Luxuskarossen fördert die Popularität der Ärzte nicht – führt eben zum Ärzte-Bashing. Die Korrektur liegt in unseren Händen.

Viele Handicaps

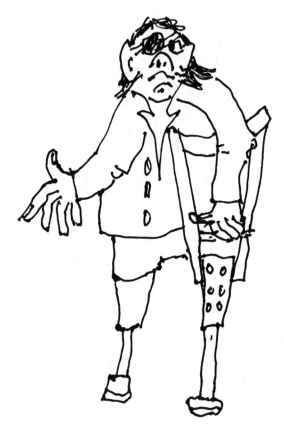

Die Schulthess Klinik in Zürich war für die Schweiz in den 70er-, 80er-Jahren erste Anlaufstelle für Patienten mit chronisch rheumatischer Polyarthritis. Entsprechend viele Behinderungen zeichneten das Leben dieser Patienten.

- Für uns junge Ärzte war es oft schwierig, bei diesen Patienten die einzelnen Affektionen richtig zu werten und einer gezielten Therapie zuzuführen. Prof. Gschwend verlangte daher immer wieder dezidiert, dass bei diesem Krankengut primär ein konkretes Therapieprogramm erstellt werden muss, bevor allfällige Eingriffe vorgesehen werden.
- Und Prof. Scheier, der kongeniale Co-Chef der Klinik, sagte in seiner überlegten, fast philosophischen Art: „Wenn ihr einem Patienten ein Handicap wegnehmen könnt, dann tut dies. Er hat an den restlichen Behinderungen ja noch genug zu tragen."

Schuheinlagen

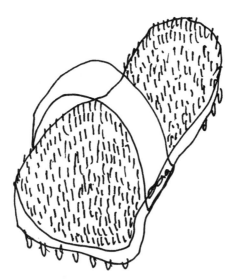

Erhält ein Kind heute keine Zahnspange, so wird es bestimmt mit Einlagen versorgt.

- Bei Kindern ist die Einlagenversorgung häufig umstritten. Oft handelt es sich dabei eher um eine Beruhigung der Eltern als um eine sinnvolle therapeutische Massnahme.
- Bei Erwachsenen ist das aber eine andere Sache. Mit einer fachtechnisch guten Einlagenversorgung können unzählige unnötige Fussoperationen verhindert werden. Oft stehen die Patienten einer Einlagenversorgung skeptisch gegenüber. Bei der Kontrolle 8 Wochen später sind sie jedoch dann erstaunt und hoch erfreut, dass die Fussbeschwerden weg sind.
- Nicht weg waren die Fussbeschwerden bei einem 48-jährigen Italiener. Bei der Nachkontrolle jammerte er über noch stärkere Schmerzen als vor der Einlagenversorgung. Die Ursache war rasch erkannt: Trotz korrekter Beschriftung trug der Mann die Einlagen einfach verkehrt herum!

4 Ferraris – eine Frau

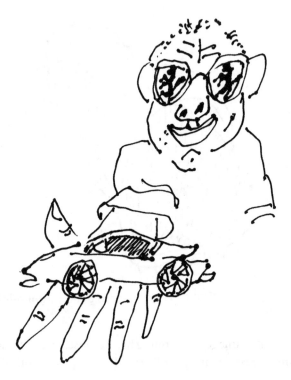

- Es gibt Männer, die Frauen lieben – ein wunderbarer Zug.
- Es gibt Männer, die Ferraris, schnelle Sportwagen lieben – ein verständlicher Zug.
- Es gibt Männer, die Frauen und Ferraris lieben, ein kritisch-gefährlicher Zug.

Die dritte Variante kann zu bösen Abstürzen führen, für beide Seiten.

- Ein in vollem Aufwärtstrend funktionierender Orthopäde schaffte den Spagat zwischen Ferrari und Frauen nicht.
- Beim Einkauf des 4. Ferraris reagiert seine Frau defensiv. Der Ferrari-Fan akquiriert den vierten Ferrari. Die Angetraute zieht weiter.
- Ein Ferrari, ein teurer Sportwagen, welcher Spezies auch immer, sollte von uns Orthopäden nicht als alles beherrschendes Prestige-Objekt verwendet werden. Als Hobby zuhause gepflegt, kann der Ferrari ein gutes Ding sein.

Verkehrte Welt

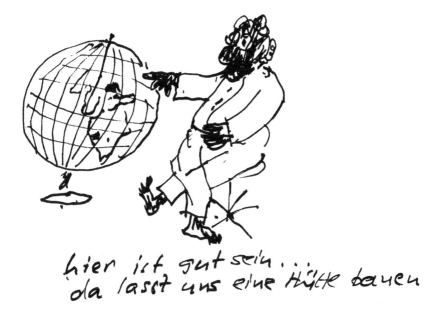

hier ist gut sein...
da lasst uns eine Hütte bauen

Im Rahmen eines internationalen Austauschprogrammes kam der 20-jährige Ghanese zum Medizinstudium zu uns in die Schweiz.

- Die Idee war, junge, ehrgeizige ghanesische Abiturienten in der Schweiz zu Medizinern auszubilden, damit sie dann in ihrem Land neue Impulse setzen können.
- Paul O. zog sein Studium mit Bravour durch, wählte nach dem Staatsexamen Ophtalmologie als sein Spezialfach, da gerade diese Spezialität in Ghana unterdotiert war.
- 20 Jahre später trafen wir uns wieder in einer wohlhabenden Gegend im schweizerischen Mittelland. Dort hatte vor Jahren der für das ghanesische Gesundheitswesen so dringend erwartete Ophtalmologe seine hochrentable Praxis eröffnet.
- Mehrmals musste Paul O. vor der Ärztevereinigung erscheinen, da er mit überzogenen Honoraren in der Ärzteschaft kaum mehr tolerierbar war.
- Seine Honoraransätze wurden nicht moderater, Ghana wartet noch heute auf Paul O.

Die Chinesen kommen!

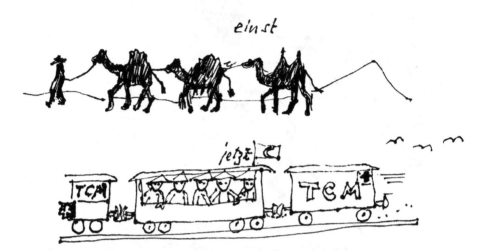

Das Medizinstudium gehört nach wie vor zu den ganz attraktiven Studienfächern. Zielgerichtet im Aufbau, abwechslungsreich in den einzelnen Spezialitäten und mit guten Zukunftsperspektiven.

- Und gleichwohl wendet sich die Y-Generation von dieser Studienrichtung vermehrt ab – aus welchen Gründen auch immer.
- Hier mögliche Gründe dieser Abneigung – um nur ein paar wenige zu nennen:
  - Zu zeitaufwendig.
  - Zu wenig Bewegungsfreiheit.
  - Kaum im Jobsharing zu bewältigen.
  - Modifikationen durch den 52%igen Frauenanteil.
  - Finanziell zunehmend weniger attraktiv.
- Gut ausgebildete, engagierte Ärzte für Hausarztpositionen zu finden, wird zum Zufallsspiel. Die Einbindung ist zu eng, der private Rahmen wird beeinträchtigt.
- Der Ausländeranteil bei der Schweizerischen Ärzteschaft nimmt stetig zu. Solange diese Ärzte mit gutem Fachwissen antreten, ist dies o.k., auch wenn das schweizerische Idiom dabei etwas zurückgedrängt wird.
- Problematischer wird es, wenn ein Psychiater aus Osteuropa ohne jegliche Deutschkenntnis im Raum Zürich zu praktizieren beginnt.

Und die *Chinesen*?

- Wie die Chinesen in nahezu allen wirtschaftlich-industriellen Branchen weltweit Fuss gefasst haben, so dürfen wir uns darauf gefasst machen, dass sie auch im schweizerischen Gesundheitswesen zunehmend Einsitz nehmen werden. Schon die Eröffnung all der TCM-Praxen (Traditionell Chinesische Medizin) ist ein deutliches Indiz. Kaum eine Gemeinschaftspraxis, kaum ein Krankenhaus kommen noch ohne eine Abteilung mit TCM-Touch aus.
- Die intelligenten, fleissigen, keine Arbeitsbeschränkung kennenden chinesischen Ärzte werden das Feld auf dem schweizerischen Gesundheitsmarkt von hinten aufrollen. Die nationale Komponente wird fallen. Die medizinische Effizienz wird bleiben.

Sportmedizin

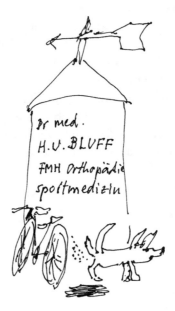

- So wie der Titel Sportmedizin heute propagiert wird, ist dies ein zweifelhafter Begriff.
- Bei Praxiseröffnung auch eines Facharztes für orthopädische Chirurgie steht nahezu auf jedem zweiten Praxisschild „Spezialist für Sportverletzungen".
- Das Wort „Sport" hat eine magische Anziehungskraft in unserer Gesellschaft und wird gemeinhin auch gleich als Qualitätsbegriff verstanden.
- Wenn ein sich so vermarktender Orthopäde in seinem Patientengut Elitesportler betreut, muss er ja unweigerlich auch für den Normalverbraucher kompetent sein, geht die Meinung.
- Wer ist schon der kompetenteste Sportarzt bei Affektionen oder Verletzungen am Bewegungsapparat? Es sind dies jene Ärzte, die sich ohnehin bereits in orthopädischer Chirurgie subspezialisiert haben.
- Nicht immer leicht zu diagnostizieren sind durch sportliche Aktivität provozierte Affektionen wie: das posteriore-superiore Impingement an der Schulter bei intensivem Crawl-Schwimmen, Stressfrakturen am Beckenring bei bis zur Amenorrhoe Marathon-trainierenden Frauen, Stressfrakturen an den Rippen bei Spitzenruderern, lumbale Spondylolisthesis bei jungen und allzu jungen Kunstturnerinnen und Ähnliches mehr.
- Viel Erfahrung, viel Wissen über diese Sportaffektionen sind notwendig, um diese klar zu diagnostizieren und therapeutisch präzise anzugehen.
- Spezialist für Sportverletzungen im Praxisangebot reicht da wohl nicht mehr ganz. Solche Affichen dienen mehr zu Reklamezwecken und sind „mit Sorgfalt zu geniessen".

Ein etwas nachdenkliches Nachwort

120 Kolumnen, 120 Gedanken, Ideen, Vorschläge – zum Teil sind sie anekdotisch, zum Teil provokativ, zum Teil möglicherweise auch originell. Je nach Status des Lesers werden diese Beiträge unterschiedliche Reaktionen auslösen. Das ist auch gewollt. Sympathisches Lächeln, misstrauisches Hinterfragen, Staunen über wenig Bekanntes – so viele Leser, so viele Meinungen.

Eines wollten wir nie sein: Besserwissende Kritiker, die eine provokative Schreibe produzieren. Mit provokativen Publikationen ist es so eine Sache. Toni Schumacher, ehemaliger Nationaltorwart der deutschen Fussballnationalelf, veröffentlichte 1987 unter dem Titel „Anpfiff" eine reichlich aufmüpfige Auslegeordnung des deutschen Fussballbetriebes. Auch wenn Einiges in seinem Buch den Tatsachen entsprach, war doch Vieles zu selbstdarstellerisch, zu provokativ. Herr Schumacher war in der Folge „weg vom Fenster".

Das Gegenteil wollen wir hier mit unseren Kolumnen bewirken – sofern es denn gelingt. Was in den vergangenen 50 Jahren in der Orthopädie-Traumatologie für grossartige Fortschritte erzielt wurden, die wir auch 1:1 miterleben durften, ist inzwischen schon fast Historie. – Dass wir ein Teil dieser Geschichte werden durften, erfüllt uns mit Stolz.

© Springer-Verlag GmbH Deutschland, ein Teil von Springer Nature 2019
R.-P. Meyer, B. Brantschen, *50 Jahre Orthopädisch-Traumatologische Chirurgie*,
https://doi.org/10.1007/978-3-662-57735-6

Printed in the United States
By Bookmasters